W0219396

Cibi che guariscono

SAGGIO - CAMPIONE GRATUITO
Punto d. art. 2 D.P.R. 26.10.1972 n. 633
Punto 6, art. 4 D.P.R. 6.10.1978 n. 627
OMAGGIO DELL'EDITORE

Cibi che guariscono

Difendere la salute a tavola con 50 comuni alimenti

tecniche nuove

EDIZIONE ORIGINALE
Prevention's Disease Fighting Foods
© 1998, Rodale press, Inc

EDIZIONE ITALIANA
Traduzione di Valentina Guani
Revisione di Elio Rossi
© 2000, Tecniche Nuove, via Eritrea 21, 20157 Milano
Redazione: tel. 0239090254 - 0239090257, fax 0239090255,
e-mail:libri@tecnichenuove.com
Vendite: tel. 0239090251 - 0239090252, fax 0239090373,
e-mail:vendite-libri@tecnichenuove.com
http: //www.tecnichenuove.com

ISBN 978 88 481 0955 0

Tutti i diritti sono riservati. Nessuna parte del libro può essere riprodotta o diffusa con un mezzo qualsiasi, fotocopie, microfilm o altro, senza il permesso dell'editore.

All rights reserved. No part of this book shall be reproduced, stored in a retrieval system, or transmitted, by any means, electronic, mechanical photocopying, recording or otherwise without written permission from the publisher.

Stampa: Fotoincisione Varesina - Varese
Finito di stampare nel mese di luglio 2011
Printed in Italy

Indice

Guida alle malattie VII

Parte I
Le proprietà curative degli alimenti
Nutrizione e salute 3
Strategie per una sana alimentazione 11

Parte II
Cibi che guariscono
Acqua 22
Aglio 25
Albicocche 29
Alghe 32
Ananas 35
Arance 37
Asparagi 40
Avena 43
Avocado 47
Banane 50
Barbabietole 53
Broccoli 55
Carote 58
Cavolfiore 61
Cavoli 63
Cavolini di Bruxelles 66
Cipolle e famiglia 69
Cranberries 73
Crostacei e molluschi 76
Fagioli 79
Fichi 83
Frutta oleosa 85
Funghi 88
Grano 91

Latte 94
Limoni e limette 98
Mele 100
Meloni e angurie 103
Miele 106
Olio d'oliva 108
Pastinaca 110
Patate 113
Peperoncino rosso 116
Peperoni 119
Pere 121
Pesce 123
Piselli 127
Pomodori 129
Prugne secche 132
Riso 134
Sedano 137
Semi di lino 139
Soia 142
Tè 147
Uvetta 151
Verdure a foglia verde 153
Yogurt 158
Zenzero, ... 161
Zucca 165
Zucche e zucchine 168

Indice analitico 171

Guida alle malattie

Se vi interessa un problema di salute specifico, in questa guida troverete tutte le informazioni che vi servono. I numeri accanto a ciascun disturbo rimandano alle pagine relative agli alimenti che possono prevenire o trattare la malattia in questione.

A

AIDS
Vedi HIV
Allergie
zucca, 165
Alta, pressione arteriosa
Vedi Ipertensione
Alterata tolleranza al glucosio
avena, 43
Anemia
Vedi anche Carenza di ferro
cavolfiore, 61
crostacei e molluschi, 76
Artrite
peperoncino rosso, 116
zenzero, 161
Asma
cipolle, 69
zucche e zucchine, 168
Aterosclerosi
banane, 50
cipolle, 69

B

Basso peso alla nascita
pesce, 123
Batteriche, infezioni
yogurt, 158
Bruciore di stomaco
ananas, 35
banane, 50

C

Calcoli renali
acqua, 22
Cardiopatie
aglio, 25
albicocche, 29
ananas, 35
arance, 37
asparagi, 40
avena, 43
avocado, 47
banane, 50
barbabietole, 53
broccoli, 55
carote, 58
cavolfiore, 61
cavoli, 63
cavolini di Bruxelles, 66
cipolle, 69
cranberries, 73
crostacei e molluschi, 76
fagioli, 79
fichi, 83
frutta oleosa, 85
grano, 91
latte, 94
mele, 100
meloni e angurie, 103
olio d'oliva, 108
peperoncino rosso, 116
peperoni, 119
pesce, 123
piselli, 127
pomodori, 129
prugne secche, 132
riso, 134
semi di lino, 139
soia, 142
tè, 147
uvetta, 151
verdure a foglia verde, 153

zucca, 165
zucche e zucchine, 168
Carie
tè, 147
Cataratta
albicocche, 29
broccoli, 55
cavolfiore, 61
cavoli, 63
peperoni, 119
pomodori, 129
zucca, 165
Cervice uterina, carcinoma
asparagi, 40
Coagulazione del sangue
cipolle, 69
peperoncino rosso, 116
zenzero, 161
Colesterolo, alto
aglio, 25
arance, 37
avena, 43
avocado, 47
broccoli, 55
cavolini di Bruxelles, 66
cipolle, 69
fagioli, 79
fichi, 83
frutta oleosa, 85
funghi, 88
grano, 91
latte, 94
mele, 100
olio d'oliva, 108
peperoncino rosso, 116
pere, 121
piselli, 127
riso, 134
semi di lino, 139
soia, 142
tè, 147
uvetta, 151
zenzero, 161
Colon, tumore
aglio, 25
arance, 37
asparagi, 40
avena, 43
avocado, 47
broccoli, 55
cavolfiore, 61
cavoli, 63
cavolini di Bruxelles, 66
fichi, 83
grano, 91
mele, 100
meloni e angurie, 103
pere, 121
pesce, 123
pomodori, 129
riso, 134
zucca, 165

D

Dentali, problemi
Vedi Carie; Mal di denti
Diabete
arance, 37
asparagi, 40
avocado, 47
broccoli, 55
fagioli, 79
mele, 100
pastinaca, 110
patate, 113
Diarrea
banane, 50
miele, 106
Difese immunitarie
alghe, 32
arance, 37
avena, 43
banane, 50
cavolfiore, 61
cavoli, 63

funghi, 88
peperoncino rosso, 116
peperoni, 119
pomodori, 129
yogurt, 158
zucca, 165
Difetti congeniti
asparagi, 40
avocado, 47
banane, 50
barbabietole, 53
broccoli, 55
cavoli, 63
cavolini di Bruxelles, 66
fagioli, 79
meloni e angurie, 103
pastinaca, 110
Digestivi, disturbi
Vedi Stipsi; Diarrea; Diverticolosi: Bruciore di Stomaco; Indigestione; Mal di stomaco; Ulcere
Diverticolosi
arance, 37
mele, 100

E

Emicrania
zenzero, 161
Emorroidi
arance, 37
broccoli, 55
cavolini di Bruxelles, 66
pastinaca, 110
pere, 121
uvetta, 151
Endometrio, carcinoma dell'
pomodori, 129
zucche e zucchine, 168
Esofago, tumore
zucca, 165

F

Ferite
miele, 106
Ferro, carenza
Vedi anche Anemia
arance, 37
barbabietole, 53
uvetta, 151
verdure a foglia verde, 153
zucca, 165

G

Glicemia, squilibrio
arance, 37
avena, 43
fagioli, 79
pastinaca, 110
Glucosio, alterata tolleranza al
avena, 43

H

HIV
avena, 43
funghi, 88

I

Ictus
arance, 37
avocado, 47
banane, 50
cranberries, 73
mele, 100
pastinaca, 110
peperoncino rosso, 116
tè, 147
Indigestione
ananas, 35
banane, 50
Indurimento delle arterie

Vedi Aterosclerosi
Infezioni
batteriche
yogurt, 158
ferite
miele, 106
lieviti
yogurt, 158
orecchio
aglio, 25
vie urinarie
cranberries, 73
Infiammazione
arance, 37
cipolle, 69
Invecchiamento
peperoncino rosso, 116
Iperinsulinemia
avena, 43
Ipertensione
alghe, 32
avocado, 47
banane, 50
cavoli, 63
fagioli, 79
fichi, 83
latte, 94
meloni e angurie, 103
patate, 113
prugne secche, 132
sedano, 137
uvetta, 151
verdure a foglia verde, 153

L

Lieviti, infezioni da
yogurt, 158

M

Maculare, degenerazione
albicocche, 29
alghe, 32
carote, 58
verdure a foglia verde, 153
zucca, 165
Malattia polmonare cronico-ostruttiva
pesce, 123
Malattie polmonari
zucche e zucchine, 168
Mal d'auto e di mare
zenzero, 161
Mal di denti
tè, 147
Mal di stomaco
zenzero, 161
Mal di testa, emicrania,
zenzero, 161
Mammella, tumore della
broccoli, 55
cavolfiore, 61
cavoli, 63
cavolini di Bruxelles, 66
fagioli, 79
olio d'oliva, 108
pesce, 123
pomodori, 129
riso, 134
semi di lino, 139
soia, 79, 142
Memoria, problemi
pere, 121
Menopausa
soia, 79, 142

N

Naso chiuso
peperoncino, 116

O

Obesità
Vedi Sovrappeso
Orecchio, infezioni

aglio, 25
Osteoporosi
ananas, 35
broccoli, 55
latte, 94
pere, 121
Otomicosi
aglio, 25
Ovaio, cancro dell'
latte, 94

P

Pelle, tumore
tè, 147
Poliposi del colon
asparagi, 40
meloni e angurie, 103
Polmoni, tumore
aglio, 25
carote, 58
pomodori, 129
verdure a foglia verde, 153
zucca, 165
Pressione sanguigna, alta. *Vedi* Ipertensione
Prostata, tumore
broccoli, 55
cavolfiore, 61
cavoli, 63
cavolini di Bruxelles, 66
pomodori, 129
soia, 79, 142

R

Raffreddore
ananas, 35
limoni e limette, 98
peperoncino rosso, 116
Reni, malattie dei
semi di lino, 139
Retto, tumore
latte, 94
pomodori, 129
Respiratorie, malattie
zucca, 165
zucche e zucchine, 168

S

Sovrappeso
acqua, 22
broccoli, 55
fichi, 83
Stanchezza
acqua, 22
Stipsi
acqua, 22
arance, 37
broccoli, 55
cavolini di Bruxelles, 66
fichi, 83
mele, 100
miele, 106
pere, 121
prugne secche, 132
uvetta, 151
Stomaco, mal di
zenzero, 161
Stomaco, tumore
aglio, 25
carote, 58
cipolle, 69
latte, 94
pomodori, 129
zucca, 165

T

Trigliceridi alti
avocado, 47
cipolle, 69
piselli, 127
Tumori
Vedi anche i tipi specifici
aglio, 25
alghe, 32
ananas, 35

arance, 37
asparagi, 40
avena, 43
avocado, 47
banane, 50
barbabietole, 53
broccoli, 55
carote, 58
cavolfiore, 61
cavoli, 63
cavolini di Bruxelles, 66
cipolle, 69
cranberries, 73
fagioli, 79
frutta oleosa, 85
funghi, 88
grano, 91
latte, 94
limoni e limette, 98
mele, 100
olio d'oliva, 108
pastinaca, 110
patate, 113
peperoncino rosso, 116
pere, 121
pesce, 123
piselli, 127
pomodori, 129
prugne secche, 132
riso, 134
sedano, 137
semi di lino, 139
soia, 79, 142
tè, 147
verdure a foglia verde, 153
zucca, 165
zucche e zucchine, 168

U

Ulcere
banane, 50
miele, 106
peperoncino rosso, 116
yogurt, 158

V

Vampate di calore
soia, 79, 142
Vie urinarie, infezioni
cranberries, 73
Vista, disturbi
Vedi anche Cataratta; Maculare, degenerazione
alghe, 32
carote, 58
cipolle, 69
zucche e zucchine, 168

Le proprietà curative degli alimenti

Nutrizione e Salute

Mangiare per vivere più sani

Gli scienziati hanno scoperto una rivoluzionaria «medicina miracolosa» capace di abbattere il colesterolo, eliminare la pressione alta, combattere i tumori e persino rallentare l'invecchiamento.
Solo che non è una medicina, o perlomeno non una di quelle che si comprano in farmacia. Anzi, ha effetti benefici sulla salute che nessuna pillola riesce a eguagliare.
Dove si trova questa panacea? Provate a dare un'occhiata in cucina.
Già, proprio così, stiamo parlando di quel che mangiamo. L'alimentazione influisce sulla nostra salute in modi che la scienza sta solo cominciando a capire: dà maggiore resistenza alle malattie e protegge da innumerevoli patologie, tra cui malattie cardiache, tumori e ictus, che costituiscono le prime tre cause di morte negli Stati Uniti.
«Sedersi a tavola equivale ad autosomministrarsi notevoli quantità di sostanze da cui dipende quel che circolerà nel proprio corpo per il resto della giornata», dice il dottor Neal Barnard, presidente del Physicians Committee for Responsible Medicine di Washington, autore di *Food for Life* e di altri libri sulle proprietà curative degli alimenti. «Generalmente non si pensa al cibo come a una medicina, eppure nel complesso quel che mangiamo rappresenta il "farmaco" più potente con cui veniamo a contatto.»

Dal rifiuto al rispetto

Tutto ciò comporta un cambiamento radicale nell'approccio all'alimentazione da parte della medicina convenzionale, che per anni si è mostrata molto scettica ogniqualvolta sono stati ipotizzati legami tra cibo e salute. Fino a tempi molto recenti la nutrizione era praticamente assente dai piani di studio delle facoltà di medicina.
«All'università si è talmente occupati a imparare a ingessare braccia rotte, a far nascere bambini e a fare tutte le altre cose "da dottore", che la nutrizione sembra una materia noiosa», racconta il dottor Michael A. Klaper, specialista in medicina nutrizionale di Pompano Beach, in Florida, e direttore dell'Institute of Nutritional Education and Research, un'organizza-

zione con sede a Manhattan Beach, in California, che tiene corsi rivolti ai medici sulla nutrizione e i suoi rapporti con le malattie. «Ma appena si comincia a lavorare, ci si trova a curare soprattutto gente affetta da malattie con una forte componente nutrizionale che per molto tempo è stata fondamentalmente ignorata.» Eppure numerosi studi hanno individuato l'esistenza di profonde correlazioni tra cattive abitudini alimentari e una vasta gamma di disturbi che vanno dall'acne all'artrite, dalla caduta dei capelli alla perdita dell'udito, dalla sindrome premestruale a riniti e sinusiti. Dopo anni e anni in cui per curare questi mali non si è fatto ricorso altro che ai farmaci, la gente è diventata molto più accorta in materia di alimentazione. Vuol sapere quale influenza essa ha sulle sue condizioni di salute e quali alimenti possono contribuire a migliorarle, fa notare il dottor Klaper. Questo, a sua volta, ha costretto la classe medica a rivedere il proprio atteggiamento e il proprio approccio alla nutrizione. Medici e pazienti si rendono finalmente conto di quel che un secolo fa era comunemente accettato: il cibo è una medicina potente.

Fidarsi di madre natura

Per migliaia di anni, i popoli di tutto il mondo hanno usato il cibo per curare i malati e mantenere in salute i sani. L'archeologia insegna che gli antichi Sumeri, Assiri, Accadi e Babilonesi conoscevano le virtù medicinali di molti alimenti, erbe e spezie. Gli antichi Egizi curavano l'asma con i fichi, l'uva e persino con la birra e decantavano i pregi dell'aglio per curare infezioni e altri disturbi. E dal 200 a. C. i cultori delle medicine popolari asiatiche «prescrivono» il sedano come rimedio per l'ipertensione arteriosa. Anche gli Stati Uniti hanno avuto una tradizione che prevedeva un uso terapeutico degli alimenti: fino all'Ottocento erano prevalentemente un paese di piccoli agricoltori, in cui la gente mangiava quel che coltivava e cioè soprattutto salutari prodotti «integrali» come cereali, frutta e verdura. E siccome non esistevano antibiotici né altri farmaci, orto e giardino fungevano da armadietto dei medicinali e la cucina da farmacia.

Tutto cambiò con la Rivoluzione Industriale, che modificò anche le abitudini alimentari e l'atteggiamento della gente nei confronti del cibo. La dieta tipica passò da alimenti vegetali, contenenti pochi grassi e molte fibre, a prodotti di origine animale contenenti molti grassi e poche fibre. «Questo contribuì alla diffusione di molti dei problemi di salute che vediamo oggi», spiega il dottor Klaper. «Per esempio, a quei tempi i casi di tumore erano rari e il primo attacco di cuore documentato sul *Journal of the American Medical Association* risale al 1908.»

Dopo la Seconda Guerra Mondiale, a poco a poco venne meno la fiducia

Meglio attingere direttamente dalla fonte

Nessun alimento è in grado di coprire l'intero fabbisogno nutrizionale. Per questo la maggior parte degli esperti insiste sulla necessità di seguire una dieta equilibrata e varia, ricca di alimenti contenenti molte fibre e pochi grassi come frutta, verdura e cereali integrali.
In effetti la ricerca scientifica ha messo in correlazione la varietà della dieta con la longevità. In uno studio cui hanno partecipato 10.337 persone, la mortalità è risultata più alta tra coloro che seguivano la dieta più monotona e consumavano meno frutta e verdura. «È bene mangiare ogni giorno alimenti scelti tra tutti i gruppi principali», afferma il coordinatore dello studio, il dottor Ashima K. Kant, docente di nutrizione al Queens College of City University di New York.
E chi fosse tentato di risolvere il problema prendendo semplicemente una pillola di integratori alimentari al giorno, sappia che gli integratori vanno benissimo per chi, pur rispettando le regole di un'alimentazione corretta, presenta una carenza di qualche sostanza in particolare ma, come dice il nome, servono ad integrare una dieta sana e non a sostituirne una carente.
Solo gli alimenti possono assicurare il giusto apporto di carboidrati, proteine e fibre di cui il corpo ha bisogno tanto quanto delle vitamine e dei minerali. E solo gli alimenti contengono alcune sostanze fitochimiche poco note che, secondo gli scienziati, possono prevenire gravi problemi di salute quali malattie cardiache e tumori, dice la dietologa Martha L. Rew, professore associato di nutrizione alla Texas Woman's University di Denton.
Ma, soprattutto, non è affatto dimostrato che le vitamine e i minerali presi in pillole abbiano lo stesso effetto di quelli contenuti negli alimenti. Una cosa è certa, però, ed è che con gli integratori alimentari è facile esagerare e questo può avere gravi conseguenze sulla salute. Infine, mangiare è molto più piacevole che buttare giù delle pillole: gli alimenti hanno proprietà organolettiche, offrono una varietà stimolante di aromi, consistenze e sapori diversi, mentre gli integratori alimentari non sono altro, per l'appunto, che pillole da cui si ricava lo stesso piacere che da un'aspirina.
Morale: ricorrete prima di tutto ai cibi per procurare al vostro corpo i nutrienti di cui ha bisogno e solo in un secondo tempo, se necessario, agli integratori per colmare l'eventuale divario tra l'apporto dietetico e l'effettivo fabbisogno di vitamine e minerali del vostro organismo.

nelle proprietà curative degli alimenti, abbandonati a favore di una nuova generazione di toccasana. «Cominciammo a contare sugli antibiotici e su altri farmaci dalle presunte proprietà miracolose, trascurando le virtù medicinali degli alimenti», spiega Earl Mindell, professore di nutrizione alla Pacific Western University di Los Angeles, autore di *Earl Mindell's Food as Medicine* e di altri volumi sulla nutrizione. Negli anni Cinquanta il cibo era diventato semplicemente un mezzo per sfamarsi, carburante per il corpo e nulla più.

Oggi le cose stanno di nuovo cambiando. Gli scienziati scoprono continuamente nuove evidenze dell'influenza determinante che il cibo ha sul nostro equilibrio psicofisico ed è ormai chiaro che gli alimenti hanno proprietà curative ancora maggiori di quanto pensassimo.

25 motivi per mangiare sano

Benché la conoscenza dei rapporti tra cibo e salute stia soltanto muovendo i primi passi, gli scienziati hanno già effettuato numerose importanti scoperte. Ecco qualche esempio dei benefici che si possono ottenere con un'alimentazione sana:

Prevenire le malattie cardiache. Le cardiopatie rappresentano la prima causa di morte negli Stati Uniti. Molti esperti attribuiscono questo sinistro record al consumo di una quantità eccessiva di grassi alimentari, ma ritengono anche che prodotti come l'olio d'oliva, la soia, l'aglio e il succo d'uva possano ridurre il rischio di quasi il 25 per cento.

Combattere il colesterolo. La presenza di troppo colesterolo nei vasi sanguigni può ostruire le arterie e creare le condizioni per un attacco di cuore, spiega la dietologa Penny Kris-Etherton, docente di nutrizione alla Pennsylvania State University a University Park. Probabilmente sapete già che una dieta ad alto contenuto di grassi può far alzare moltissimo il livello di colesterolo nel sangue, ma adesso è dimostrato che alcuni alimenti, soprattutto i legumi ricchi di fibra e i frutti con molta pectina tipo i pompelmi, possono contribuire a tenere la colesterolemia bassa e le arterie pulite.

Mettere un freno all'ipertensione. La pressione alta, di cui soffre circa un americano su quattro, è un altro diffuso precursore degli attacchi di cuore, ma possono bastare quattro sostanze che si trovano facilmente negli alimenti - calcio, magnesio, potassio e vitamina C - per riportare i valori nella norma.

Combattere il cancro. Pare che la tipica dieta americana ad alto contenuto di grassi e di calorie contribuisca a causare fino al 60 per cento dei casi di tumore tra le donne e al 40 per cento tra gli uomini. Ma riducendo il consumo di grassi e mangiando più frutta, verdura e cereali integrali, le donne potrebbero ridurre il rischio di tumore al seno di un quarto e gli uomini quello di tumore alla prostata di un sesto. «Sappiamo, dai grandi studi epidemiologici, che coloro che consumano una grande quantità di prodotti ortofrutticoli, in particolare, hanno meno probabilità di ammalarsi di cancro», afferma la dottoressa Susan Taylor Mayne, una delle responsabili delle ricerche sulla prevenzione e il controllo dei tumori allo Yale University Cancer Center. «Frutta e verdura contengono sostanze che negli esperimenti di laboratorio sembrano bloccare o eliminare lo sviluppo tumorale.»

Evitare l'ictus. Ipercolesterolemia e ipertensione possono aumentare pericolosamente le probabilità di ictus. Se avete anche uno solo di questi fattori di rischio, la prima cosa da fare per prevenire l'ictus è riportarli sotto controllo arricchendo la vostra dieta di frutta e verdura in maniera da allontanare questa eventualità. I prodotti ortofrutticoli contengono nutrienti, tra cui l'acido folico, una delle vitamine del gruppo B, che proteggono dai danni alle arterie che portano all'ictus.

Debellare il diabete. La dieta svolge un ruolo importante sia nella prevenzione sia nella terapia del diabete. Anzi, chi soffre di diabete di tipo II (non insulino-dipendente) può arrivare a controllarlo semplicemente mangiando le cose giuste e facendo un'attività fisica regolare. Anche per chi ha il diabete di tipo I (insulino-dipendente) ci sono buone notizie sul fronte nutrizionale: secondo i risultati preliminari di alcune ricerche in merito, con una dieta ricca di olio di oliva è possibile ridurre del 13 per cento la dose di insulina necessaria.

Rinforzare le ossa. Una donna su due e un uomo su cinque vanno incontro, presto o tardi nella vita, a una frattura dovuta all'osteoporosi. È possibile dimezzare tale rischio semplicemente con il giusto apporto di calcio nella dieta.

Evitare di ingrassare. Probabilmente non è neppure il caso di dirlo: un regime alimentare a basso contenuto di grassi e di calorie e ricco di cereali, frutta e verdura è il sistema migliore per dire addio ai chili di troppo. E i motivi per farlo non mancano, dal momento che l'eccesso di peso è legato a gravi problemi di salute, quali malattie cardiache e tumori.

Spostare all'indietro le lancette dell'orologio. Molti dei cambiamenti fisici che avvengono con l'età - la pelle che avvizzisce, i muscoli che perdono tono, le difese immunitarie che si abbassano, tanto per fare qualche esempio - possono essere ricondotti ai danni cellulari provocati da pericolose molecole dette radicali liberi. Neutralizzate i radicali liberi, dice la teoria, e riuscirete a ritardare gli effetti dell'invecchiamento. È a questo che servono gli antiossidanti, cioè le vitamine C ed E e il betacarotene.

Consumando alimenti ricchi di questi nutrienti, è possibile rallentare il processo di invecchiamento e prevenire le malattie ad esso legate.

Potenziare le difese immunitarie. L'organismo ha bisogno di cibo per mantenere il sistema immunitario in buone condizioni e i nutrienti sono le materie prime con cui produce e ripara le cellule, aumentando così la resistenza alle malattie.

Dimenticare la stanchezza. I carboidrati complessi come i cereali integrali, i legumi e la verdura contribuiscono a tenere costante il livello energetico di una persona. Forniscono inoltre i nutrienti di cui l'organismo ha bisogno per recuperare le forze.

Superare lo stress. Non esistono ancora risultati definitivi al riguardo, ma molti esperti ritengono che lo stress protratto impoverisca le riserve organiche di nutrienti indispensabili quali il calcio e lo zinco. Nei periodi di stress vale quindi veramente la pena di fare un piccolo sforzo per nutrirsi come si deve. Ci sono inoltre dati preliminari secondo i quali la vitamina C contribuirebbe a proteggere l'organismo dagli effetti dello stress.

Potenziare la mente. È possibile moltiplicare attenzione, concentrazione e memoria mangiando proteine a basso contenuto di grassi. Che cos'hanno a che fare le proteine con le funzioni cognitive? Favoriscono la sintesi dei neurotrasmettitori che ci tengono mentalmente in forma.

Proteggere l'apparato riproduttivo. Come tutti gli altri apparati del corpo, anche quello riproduttivo per funzionare bene ha bisogno di una nutrizione corretta. I ricercatori sospettano che molti aspetti della vita riproduttiva, dalle pulsioni sessuali alla fertilità, abbiano una componente nutrizionale.

Attenuare i sintomi premestruali. La vitamina B6 e il calcio possono essere d'aiuto alle donne che soffrono di sindrome premestruale: entrambe queste sostanze infatti si sono dimostrate in grado di attenuare l'irritabilità, l'insonnia, il gonfiore, il mal di testa, il nervosismo, la stipsi, la stanchezza e la tensione mammaria che spesso precedono le mestruazioni.

Favorire lo sviluppo fetale. Se siete donne e volete un figlio, fatelo nascere nelle condizioni migliori assicurandovi che il vostro fabbisogno nutrizionale sia interamente coperto. Questo significa, prima di tutto, seguire una dieta sufficientemente ricca di folati (acido folico), la vitamina B che favorisce lo sviluppo fetale e previene i difetti congeniti. Una buona alimentazione è inoltre indispensabile se avete intenzione di allattare al seno il bambino.

Vivere serenamente la menopausa. Le donne giapponesi hanno meno sintomi menopausali di quelle americane e i ricercatori credono di aver scoperto il perché: nella cucina giapponese abbondano i cibi a base di soia, la quale contiene fitoestrogeni, sostanze vegetali che svolgono una funzione molto simile agli estrogeni, ormoni sessuali il cui calo è la causa scatenante dei disturbi della menopausa.

Salvare la pelle. Mangiare sano può contribuire a prevenire l'acne, le ulcere aftose della bocca, l'orticaria e altre eruzioni cutanee di modesta entità. È dimostrato inoltre che consumando frutta e verdura in abbondanza si riduce il rischio di tumori alla pelle.

Risparmiare gli occhi. La degenerazione o distrofia maculare è la principale causa del calo della vista negli anziani, ma fin da subito ci si può proteggere da questa malattia insidiosa mangiando molti ortaggi a foglia verde. Spinaci, cavolo riccio e altre verdure del genere contengono carotenoidi che, secondo almeno uno studio, riducono del 43 per cento il rischio di degenerazione maculare.

Alleviare l'emicrania. Secondo una ricerca, la causa di almeno un attacco di emicrania su cinque va ricercata nell'alimentazione. Gli esperti ritengono che si possano ridurre la frequenza e la gravità degli attacchi introducendo alcuni semplici cambiamenti nella dieta, per esempio sostituendo gli alimenti molto elaborati con alternative integrali e naturali, soprattutto cereali e verdura.

Ridurre i calcoli renali. È stato stimato che dal 10 al 20 per cento degli uomini e dal 5 al 10 per cento delle donne prima o poi nella vita «fa» un calcolo renale. Per non entrare in queste statistiche, la cosa migliore è ridurre il consumo di sale e, naturalmente, bere molta acqua.

Minimizzare i disturbi digestivi. Non dovrebbe essere una sorpresa per nessuno che molti disturbi digestivi, dalla stipsi ai calcoli biliari alla sindrome del colon irritabile, hanno una componente nutrizionale. Ci sono alimenti che sembrano specializzati nell'«annodare» l'intestino, ma ne esistono altri che possono alleviare i disturbi e favorire il corretto svolgimento della digestione.

Vincere l'anemia. L'anemia, generalmente accompagnata da estrema stanchezza, è il risultato della carenza di ferro nel sangue. È diffusa soprattutto tra le donne, secondo la dottoressa Susan M. Lark di Los Altos, in California, autrice di *Chronic Fatigue and Tiredness.* Per fortuna adesso è possibile rimpinguare le riserve di ferro con alimenti ricchi di questo minerale come le carni magre e i legumi.

Arginare l'artrite. La questione è ancora controversa, ma alcuni esperti ritengono che il pesce possa alleviare i dolori causati dall'artrite. Molte specie di pesce contengono dosi benefiche di acidi grassi omega-3, che contribuiscono al buon funzionamento e alla lubrificazione delle articolazioni. Secondo altri studi un apporto abbondante di vitamina C e

D ridurrebbe a un terzo la progressione della forma più diffusa di artrite, l'osteoartrite.

Proteggere i denti. Il calcio, materia prima indispensabile per la formazione delle ossa, serve anche a mantenere sani e forti i denti. Anche vitamina C e folato danno il loro contributo, nutrendo le strutture di supporto dei denti e prevenendo le infezioni.

STRATEGIE PER UNA SANA ALIMENTAZIONE

Nutrire bene il proprio corpo

Se certi alimenti hanno la capacità di vincere le malattie e farci stare bene, una dieta sana ed equilibrata può addirittura aiutarci a non ammalarci affatto.
Inevitabilmente, questo porta a chiedersi che cosa si intenda per dieta sana ed equilibrata.
La verità è che non sempre è facile dirlo. Sebbene oggi abbiamo a disposizione una quantità senza precedenti di informazioni nutrizionali, molto di quel che leggiamo o sentiamo dire è in contraddizione con quel che abbiamo letto o sentito dire fino a poco tempo fa, nonché con quel che leggeremo e sentiremo dire tra una settimana, un mese o un anno. In effetti due terzi degli americani intervistati in un sondaggio hanno dichiarato di essere disorientati dalle notizie riguardanti gli alimenti da evitare.
Può darsi che sia capitato anche a voi di sentirvi confusi, ma non lasciatevi scoraggiare per questo dal tentativo di mangiare come si deve. È vero che le rivoluzionarie scoperte della scienza continueranno ad essere smentite da nuove e altrettanto rivoluzionarie scoperte, ma è anche vero che esistono alcuni principi nutrizionali di base che hanno retto a tutte le indagini scientifiche, almeno per ora. Fate quindi delle poche regole certe che esistono le fondamenta su cui costruire le vostre abitudini alimentari sane.
Qui di seguito troverete una sorta di ABC della nutrizione sana, accompagnato da alcuni consigli pratici su come meglio introdurre queste regole nel proprio stile di vita. Se quel che vi manca è la motivazione, ricordate semplicemente che cambiamenti anche modesti delle abitudini alimentari possono ridurre notevolmente il rischio di contrarre una vasta gamma di malattie. E siamo sinceri: passare dalle patatine fritte alle carote non è un grosso sacrificio, a fronte della prospettiva di una lunga vita in piena salute.

La forza della Piramide

La strada che porta a una nutrizione sana parte dalla "Piramide degli alimenti o del mangiar sano", che probabilmente tutti conoscete. Si tratta di un triangolo diviso in quattro sezioni orizzontali in cui sono riportati gli alimenti che andrebbero consumati ogni giorno e le dosi di ciascuno di essi necessarie per fornire all'organismo tutti i nutrienti di cui ha bisogno per svolgere con efficienza le sue normali funzioni. La Piramide ha cambiato le abitudini alimentari di molti di noi.

A differenza dello schema dei "Quattro gruppi di alimenti" che l'ha preceduta, la Piramide dà la priorità a cereali, frutta e verdura, che contengono il massimo dei nutrienti con il minimo dei grassi. Carne e latticini, invece, hanno perso il ruolo di ingredienti base e sono quasi spariti dalla dieta. Secondo il ministero dell'Agricoltura statunitense, che ha messo a punto la Piramide, i principi contenuti in questo nuovo vangelo della nutrizione sono più realistici. La Piramide invita a consumare una vasta gamma di alimenti, mangiando un po' di tutto con moderazione e in maniera equilibrata, e a tenere sotto stretto controllo grassi e calorie.

Nella Piramide sono compresi i sei gruppi di alimenti illustrati qui di seguito (*N.B.:* Per ciascun gruppo sono consigliati due numeri diversi di porzioni: il più basso è indicato per chi brucia non più di 1600 calorie al giorno, come per esempio una donna sedentaria, mentre il più alto è per chi consuma 2800 calorie al giorno, per esempio un uomo dalla vita attiva. È necessario quindi valutare il proprio livello di attività e stabilire di conseguenza il numero di porzioni al giorno di ciascun tipo di alimenti.)

Cereali. I cereali e i loro derivati - pane, pasta, cereali per la prima colazione, riso - costituiscono la base della Piramide. Forniscono una grande varietà di nutrienti, tra cui carboidrati complessi, vitamine, minerali e fibre. Secondo la Piramide, andrebbero consumati nella misura di 6-11 porzioni al giorno, intendendo per porzione 1 fetta di pane, 30 grammi di cereali da prima colazione freddi o 1/2 tazza circa di cereali, riso o pasta cotti.

Verdura. La Piramide consiglia da 3 a 5 porzioni al giorno di verdura per assicurarsi un apporto salutare di vitamine, minerali e fibre. Una porzione consiste in 1 tazza di verdura a foglia cruda, 1/2 tazza di verdura tagliata a pezzetti cotta o cruda o 3/4 di tazza di succo di verdura.

Frutta. Come la verdura, anche la frutta contiene vitamine, minerali e fibre in abbondanza. Cercate di consumarne da 2 a 4 porzioni al giorno. Una porzione equivale a 1 mela, banana o arancia media, 1/2 tazza di frutta tagliata a pezzetti, cotta o in scatola, oppure 3/4 di tazza di succo di frutta.

Latte e latticini. Il latte, lo yogurt, il formaggio e gli altri alimenti di questo gruppo sono ottime fonti di proteine e di calcio. Bisognerebbe consumarne da 2 a 3 porzioni al giorno, intendendo per porzione 1 tazza di latte o di yogurt, 45 grammi di formaggio genuino o 60 grammi di formaggio trattato industrialmente.

Carne. In questo gruppo sono compresi, oltre alla carne bovina, pollame, pesce, legumi secchi, uova e frutta oleosa, tutti alimenti che forniscono una dose generosa di proteine oltre che i minerali zinco e ferro. La Piramide ne consiglia da 2 a 3 porzioni al giorno. Una porzione corrisponde a 60-90 grammi di carne magra, pollo o pesce cotti, mezza tazza di legumi secchi cotti, 1 uovo o 2 cucchiai di burro di arachidi.

Grassi, oli e dolci. La Piramide è molto concisa riguardo a questi alimenti: «Da consumare con parsimonia». Non occorre dire altro.

[N.B.: 1 tazza ha la capacità di circa 250 cc.]

Qualche consiglio in più

La Piramide degli Alimenti stabilisce salde regole di base per una buona nutrizione. Organizzate la vostra dieta seguendo le indicazioni qualitative e quantitative della Piramide e avrete la certezza di assumere la miscela di nutrienti più adatta a fornire al vostro corpo tutto ciò di cui ha bisogno per funzionare.

Per aumentare la resistenza alle malattie, tuttavia, è necessario guardare al di là della Piramide. Le strategie che seguono vi aiuteranno a potenziare l'effetto benefico di quel che mangiate.

Evitare i grassi. Il corpo umano si serve dei grassi di origine alimentare per trasportare le vitamine, proteggere gli organi più importanti, mantenere la temperatura corporea e svolgere altre funzioni essenziali. Purtroppo quasi tutti ne mangiamo molti più del necessario e i grassi in eccesso contribuiscono all'insorgere di cardiopatie, tumori, diabete e obesità. Molti esperti suggeriscono di limitare l'apporto di grassi al 30 e alcuni addirittura al 25 per cento delle calorie.

Contare sui carboidrati. C'è un motivo se i prodotti contenenti carboidrati complessi come cereali, frutta e verdura costituiscono i due terzi inferiori della Piramide degli alimenti. I carboidrati complessi sono il carburante ideale per l'organismo, perché si scompongono facilmente in una forma che consente di tenere in piena efficienza tutti gli apparati corporei. Gli esperti consigliano di seguire una dieta in cui dal 55 al 60 per cento dell'apporto calorico provenga dai carboidrati.

Favorire la fibra. Per combinazione, gli alimenti ricchi di carboidrati contengono anche una buona dose di fibra che, come dimostrato da numerose ricerche, contribuisce a migliorare la digestione, ad abbassare il colesterolo e a ridurre il rischio di malattie cardiovascolari e tumori. Il fabbisogno giornaliero di fibra è 25 grammi.

Non lesinare sull'acqua. Il nostro corpo è composto per oltre il 50 per cento da acqua. Ogni giorno, sotto forma di urina, sudore e respirazione, ne perdiamo molta, ed è per questo che gli esperti consigliano agli adulti di bere circa un litro d'acqua ogni 1000 calorie introdotte con la dieta. Se ingerite 2000 calorie al giorno, quindi, dovreste accompagnarle con 2 litri d'acqua (circa 8 bicchieri). Naturalmente l'apporto di liquidi va aumentato quando si pratica uno sport e quando fa molto caldo.

Conoscere i propri limiti. Quando si tratta di zucchero, sale e alcolici, meno se ne consuma, meglio è. Gli zuccheri raffinati, per esempio quelli contenuti in caramelle e merendine confezionate, hanno effetti devastanti sul metabolismo senza dare alcun beneficio dal punto di vista nutrizionale, mentre una quantità eccessiva di sale può essere causa di ipertensione e un consumo esagerato di alcolici aumenta il rischio di tumore e interferisce con l'assorbimento dei nutrienti.

Aiutarsi con gli integratori. La maggior parte dell'apporto di vitamine e minerali dovrebbe provenire dagli alimenti, se non altro perché contengono le cosiddette sostanze fitochimiche, «supernutrienti» poco noti dai forti effetti terapeutici che almeno per il momento non esistono sotto forma di pillole.

Ciononostante l'esperienza ci insegna che non sempre mangiamo come dovremmo e, quando si sa che la propria dieta è carente, un integratore multivitaminico può aiutare a compensare lo squilibrio. Ricordate semplicemente che, con gli integratori, non è detto che se una pastiglia fa bene, due facciano meglio: ad alte dosi alcuni minerali e vitamine sono tossici.

Comprare sano per mangiare sano. Un'alimentazione sana comincia molto prima di quando ci si siede a tavola e si impugnano coltello e forchetta. «Per mangiare sano, bisogna comprare sano», fa notare la dietologa Bonnie Tandy Leblang, curatrice della rubrica «Supermarket Sampler» e autrice di sei libri di cucina tra cui *Grains, Rice and Beans.* «Il segreto per mangiare bene a casa sta nella strategia che si adotta al supermercato».

Certo, sarebbe bello pensare che il supermercato in cui andiamo a fare la spesa di solito condivide le nostre preoccupazioni nutrizionali e, in una certa misura, probabilmente questo è anche vero. Molte catene della grande distribuzione alimentare conducono campagne di informazione e utilizzano cartelli e depliant che danno ragguagli sulle caratteristiche nutrizionali di vari prodotti.

Ciononostante, in ultima analisi il loro obiettivo resta economico: quello che vogliono è far spendere soldi ai clienti, farli uscire dal negozio con molti più articoli nel carrello dei due o tre per i quali erano entrati. Pertanto investono letteralmente miliardi di dollari in espositori attraenti e in accorgimenti studiati per sfruttare al massimo le potenzialità di vendita. Per resistere meglio alle tentazioni e tener fede alle vostre buone abitudini alimentari, ecco alcune utili informazioni per orientarsi nel dedalo del supermercato.

Imparare a decifrare il gergo delle etichette. Saper leggere le etichette è diventata una competenza indispensabile per il consumatore che tiene alla propria salute. Rispetto a cinque anni fa, le etichette di oggi contengono una quantità pressoché enciclopedica di informazioni nutrizionali. Oltre agli ingredienti, sulla confezione di quasi tutti i prodotti si trova una tabella di informazioni nutrizionali che indica la quantità delle varie categorie di nutrienti contenuta nel prodotto stesso. In tal modo vi sarà possibile decidere se includerlo o meno nel vostro regime alimentare.

Orientarsi nel dedalo. La lista della spesa è lo strumento più importante per orientarsi in un supermercato, lo dicono tutti gli esperti, ma se non l'avete, cercate di restare il più possibile nelle corsie esterne. «È lì che si trovano i prodotti freschi, soprattutto frutta e verdura», dice Michele Tuttle, dietologa e responsabile delle relazioni con i consumatori presso il Food Marketing Institute di Washington.

Cercare la «leggerezza» nel reparto latticini. Il banco dei latticini offre il massimo dal punto di vista del calcio: latte, yogurt e formaggio forniscono tutti dosi abbondanti di questo minerale. Purtroppo, però, contengono anche dosi generose di grassi. Quando è possibile, optate quindi per le alternative più magre, come il latte scremato o parzialmente scremato e lo yogurt magro. Lo stesso vale per i formaggi: privilegiate quelli ricavati da latte scremato o parzialmente scremato e non troppo elaborati.

Limitarsi alla carne magra. Nella scelta dei tagli di carne bovina, cercate i meno grassi. Meno venature bianche ha la carne, più è magra. È vero che il grasso si può eliminare una volta acquistata la carne, ma è possibile risparmiare comprandola già pulita (certi tagli di prima scelta costano più degli altri proprio perché hanno più grasso).

Abbondare con pesce e frutti di mare. Seminascosto tra il reparto dei latticini e la macelleria, c'è il banco del pesce fresco. Non limitatevi a passarci davanti. Ad eccezione delle acciughe, quasi tutti i tipi di pesce o i frutti di mare offrono vantaggi dal punto di vista nutrizionale. Alcuni, come le aringhe, il salmone in scatola, il tonno fresco e lo sgombro, sono ricchi di acidi grassi omega-3. È scientificamente dimostrato che gli omega-3 riducono la quantità di trigliceridi, pericolosi per il cuore, inibiscono lo sviluppo delle cellule del tumore della mammella e addirittura prevengono la formazione di calcoli biliari.

Quanto ne occorre?

Date un'occhiata alle informazioni nutrizionali riportate su qualsiasi prodotto confezionato e troverete l'indicazione del fabbisogno dei vari nutrienti che ognuno di noi dovrebbe coprire ogni giorno per mantenersi in buona salute. Il fabbisogno giornaliero, e di conseguenza il livello di assunzione giornaliero raccomandato, è stato fissato dalle autorità sanitarie americane per 19 vitamine e minerali, oltre che per carboidrati, proteine, grassi e fibre.

In alcuni casi sull'etichetta si trova anche l'indicazione della percentuale del fabbisogno giornaliero raccomandato dei vari nutrienti che il prodotto in questione permette di coprire. Le percentuali sono calcolate facendo riferimento a una dieta da 2000 calorie al giorno. Se ne consumate meno, come avviene per molte donne, tenete presente che assumerete anche una quantità minore delle varie sostanze.

Per calcolare rapidamente il valore nutrizionale di un alimento, seguite queste regole di massima. Per grassi totali, colesterolo e sodio, la percentuale non dovrebbe mai superare il 100; anzi, meno se ne consumano, meglio è. Per fibre, vitamina A e C, calcio e ferro, l'ideale invece è superare tale valore. (Generalmente, sulle etichette sono indicate solo le percentuali relative a questi nutrienti, di cui più facilmente si registrano carenze).

Tenete presente inoltre che, rispettando questi valori, si mantiene lo status quo nutrizionale di un individuo sano, ma che secondo alcuni esperti per trattare o prevenire particolari malattie è necessario assumere livelli molto più elevati di alcuni nutrienti. «In generale, direi che l'assunzione di vitamine e minerali in quantità molto superiore al fabbisogno giornaliero non comporta alcun rischio per la maggior parte della popolazione», afferma la dottoressa Gladys Block, docente di epidemiologia e responsabile del corso di nutrizione e igiene pubblica della University of California a Berkeley.

Alcuni tipi di pesce e frutti di mare contengono colesterolo, ma non del tipo che aumenta la colesterolemia: i molluschi, per esempio, contengono pochi grassi saturi, per cui il loro apporto di colesterolo non deve preoccuparci. Tenetevi alla larga, però, dalle insalate di mare già pronte, che quasi sempre sono condite con molti grassi.

Non disdegnare i legumi. Nell'esplorare le corsie del supermercato, fate provvista di fagioli e altri legumi, che garantiscono una buona dose sia di proteine sia di fibre e, come se non bastasse, sono molto versatili e danno un notevole senso di sazietà.

E, già che ci siete, date un'occhiata anche ai cereali: il riso integrale, per esempio, fornisce quantità notevoli di fibra e di vitamine del gruppo B (B6, niacina e tiamina) a fronte di zero colesterolo e una quantità minima di grassi. Assaggiate anche il bulghur, che contiene ancora più fibra del riso, senza colesterolo e praticamente senza grassi.

La cucina ad alto valore nutrizionale

Cucinare sano è sempre stato considerato un'impresa lunga, costosa e complicata. La verità è che non ci vogliono né ingredienti rari ed esotici né attrezzature molto costose e sofisticate. Anzi, non occorre nemmeno essere particolarmente bravi ai fornelli: anche un cuoco principiante può mettere insieme pasti nutrienti ed equilibrati in poco tempo e senza difficoltà. Ecco che cosa occorre:

Pianificazione. I nutrizionisti sono tutti d'accordo sul fatto che il segreto per far da mangiare sano si potrebbe sintetizzare nel motto degli scout: *estote parati*, siate pronti. «Quando non si ha molto tempo a disposizione, è più facile compiere scelte sbagliate dal punto di vista nutrizionale», dice Suzanne Havala, dietologa di Charlotte, nel North Carolina, e autrice di *Simple, Low-Fat, and Vegetarian*. «È bene destinare un po' di tempo tutte le settimane a pianificare in anticipo quello che si intende mangiare.»

Si può provare per esempio a dedicare un'oretta ogni weekend a programmare i menù dei giorni successivi, come consiglia Judith Gilliard, autrice di numerosi libri di cucina, tra cui *The Guiltless Gourmet*. Oltre a semplificarsi la vita durante il resto della settimana, quando si hanno meno tempo ed energia a disposizione, in tal modo si avrà la certezza di seguire una dieta equilibrata, con apporti adeguati degli alimenti giusti e senza carenze dal punto di vista nutrizionale.

Microonde. Per cucinare in modo sano, non c'è niente di meglio del forno a microonde. Oltre a risparmiare tempo, evita qualsiasi spreco di nutrienti e di sapore. La cottura al vapore richiede più tempo, ma è anch'essa consigliabile: non entrando a contatto diretto con l'acqua, gli alimenti mantengono intatto il loro valore nutritivo.

Condimenti a volontà. Mentre una volta per insaporire i piatti si usavano soprattutto grassi e sale, adesso sappiamo che nell'interesse della nutrizione e della buona salute è necessario ridurre gli apporti di queste due infide categorie. Erbe aromatiche e spezie possono ampiamente colmare il vuoto di sapore che ne deriva, con il vantaggio di apportare una quantità minima di grassi, sodio e calorie.

L'elenco riportato qui di seguito contiene i condimenti essenziali in una cucina ben fornita: si tratta di erbe e spezie molto versatili, dotate inoltre di numerose benefiche proprietà.

- Aglio
- Alloro
- Basilico
- Cannella
- Chiodo di garofano
- Cumino
- Curcuma
- Paprica
- Peperoncino
- Prezzemolo
- Rafano
- Rosmarino
- Zenzero

Sostituzioni. Con un po' di disinvoltura ai fornelli, riuscirete a ridurre notevolmente il contenuto di grassi delle vostre ricette preferite in modo da non doverle eliminare definitivamente dal menù. Sostituendo ingredienti ad alto tenore di grassi con alternative più leggere, è possibile infatti continuare a mangiare le cose che più piacciono. Ecco alcuni esempi.

- Nei piatti cotti in forno, sostituendo mezza tazza di olio con la stessa quantità di salsa di mele risparmierete 109 grammi di grassi.
- Nel condire l'insalata, sostituendo mezza tazza di olio con mezza tazza di succo di ananas non zuccherato risparmierete 109 grammi di grassi.
- Nei piatti cotti in forno, sostituendo mezza tazza di margarina o burro con mezza tazza di omogeneizzato di prugne risparmierete 92 grammi di grassi.
- Nelle glasse, sostituendo mezza tazza di margarina o burro con mezza tazza di crema di altea (*altea officinali*) risparmierete 92 grammi di grassi.
- Nelle ricette in cui sono necessari formaggi tipo Philadelphia o mascarpone, sostituendone 240 grammi con la stessa quantità di ricotta magra risparmierete 79 grammi di grassi.
- Sostituendo un uovo intero con due albumi risparmierete 5 grammi di grassi.

La pelle del pollo. Non c'è niente di male, anzi, è preferibile cucinare il pollo con la pelle la quale, lungi dal cedere grasso alla carne, contribuisce a mantenerla umida e morbida. La pelle va però tolta a cottura ultimata; in tal modo in un pollo di medie dimensioni (1,8 kg) si eliminano circa 50 grammi di grasso.

Mangiare fuori casa

Benché in generale la gente sembri preferire ancora la cucina casalinga, i ritmi frenetici della vita moderna ci costringono a mangiare fuori sempre più spesso e finiamo per mangiare quando capita e dove capita: colazione al bar, pranzo in un fast food, spuntino con uno snack comprato da un distributore automatico.

Se mangiare fuori casa facilmente compromette le sane abitudini alimentari di una persona, è anche vero che può rappresentare un'opportunità per soddisfare il fabbisogno nutrizionale dell'organismo con una gamma più vasta di alimenti. Per trarre il massimo beneficio dal fatto di mangiare fuori, seguite i consigli degli esperti:

Prima colazione abbondante. Un'abbondante colazione al mattino permette all'organismo di partire con il piede giusto dal punto di vista nutrizionale. «La prima colazione, in inglese *breakfast*, che letteralmente significa "rompere" (*break*) il "digiuno" (*fast*), si fa quando l'organismo non riceve cibo da 8-12 ore», spiega Elizabeth Somer, dietologa e autrice di *Nutrition for Women* e *Food and Mood*. «Saltando la prima colazione, si rischia di non reintegrare le riserve energetiche necessarie per affrontare la giornata.»

Approfittate dell'occasione per consumare una o due porzioni di frutta, per esempio bevendo un bicchiere di succo d'arancia come «aperitivo» e aggiungendo una banana a fette ai cereali.

Spuntini genuini. Trasformate la borsa o la valigetta che portate al lavoro in un distributore portatile di spuntini sani: lattine di succo di pomodoro a basso contenuto di sodio, piccole confezioni di uvetta, pacchetti di cracker integrali e sacchetti di tenere carote. E non dimenticate di portare con voi una mela da sgranocchiare per strada al ritorno dal lavoro.

Più di un contorno. Quando mangiate al ristorante, ordinate uno o due contorni di verdura in più. In questo modo vi assicurerete la giusta quantità di fibre, vitamine e minerali. La verdura va mangiata scondita, però, senza salse, né burro o formaggio.

Semplicità. Avete solo venti minuti per pranzare e non potete far altro che comprare qualcosa nel fast food più vicino. Che cosa scegliete?

La soluzione migliore è ordinare l'hamburger più piccolo che c'è, con ketchup e senape se vi piacciono, ma senza formaggio né salse speciali.

Chiedete un po' di lattuga e di pomodori in più e fate un salto nel negozio accanto per completare il pasto con un po' di frutta fresca e mezzo litro di latte scremato.

Pizza ad alto valore nutrizionale. Si può considerare la pizza un cibo sano? Pensandoci bene, la pizza contiene pomodoro, che è una delle principali fonti di licopene, un pigmento carotenoide con proprietà antitumorali. È condita con olio d'oliva, un grasso monoinsaturo che può aiutarci a dare il benservito al colesterolo LDL (quello cattivo). Per il resto, ordinatela per esempio con le cipolle, che contengono flavonoidi benefici per il cuore, e i broccoli, ricchi di carotenoidi antitumorali. Persino l'origano fa bene: è un potente antiossidante.

Perché la pizza resti un alimento sano, tuttavia, dovete chiederla con poco o pochissimo formaggio magro ed evitare aggiunte tipo salame piccante, salsiccia o hamburger.

Tutti in fila al buffet delle insalate. A seconda degli ingredienti, un'insalata può essere il piatto più sano che ci sia oppure un disastro dietetico. Per massimizzare il profilo nutrizionale delle vostre insalate, scegliete varietà a foglia verde scura come lattuga romana, cavolo, spinaci, crescione, rucola e lattuga a cappuccio. E, per finire, quel che preferite tra i seguenti ingredienti:

- Barbabietole
- Broccoli
- Carote
- Cavolfiore
- Cavolo rosso
- Cetrioli
- Funghi
- Peperoni
- Pomodori
- Sedano

Tenetevi alla larga da olive, dadini di pancetta, uova sode, crostini di pane, spaghetti di riso e simili, oltre che dalle insalate già pronte a base di maionese. Se l'insalata scondita proprio non vi va, usate una salsa o una vinaigrette poco grassa e, anziché versarla direttamente sull'insalata, tenetela da parte e intingetevi la forchetta prima di ogni boccone, in modo da controllare meglio la quantità di grassi che ingerite.

Cibi che guariscono

ACQUA
Il fluido della vita

Dimenticate di mettere l'acqua nel radiatore della vostra auto e vi pianterà in asso, fumante, in mezzo alla strada. Tutti lo sanno, eppure anche persone che non si sognerebbero mai di mettersi in viaggio senza aver controllato il livello dell'acqua nel motore spesso vanno in giro con il radiatore biologico in secca. E dal momento che ogni cellula dell'organismo ha bisogno di liquidi per sciogliere e trasportare vitamine, minerali, zucchero e altre sostanze chimiche, se non si beve abbastanza acqua è facile sentirsi come una Ford in panne.

L'individuo medio perde circa il 2 per cento al giorno del proprio peso corporeo (pari a circa un litro e mezzo di acqua) sotto forma di urina, sudore e altri liquidi organici. Per reintegrarli, i medici consigliano di bere almeno otto grossi bicchieri di acqua, latte o succo di frutta al giorno, e anche di più se si è di corporatura robusta, si sono superati i 55 anni di età, si ha il raffreddore o semplicemente si conduce una vita molto attiva.

Per farci bere abbastanza, il cervello è dotato di appositi sensori, collocati nel talamo, che controllano il livello di sodio nel sangue. Quando la concentrazione di sodio sale, vuol dire che il livello di acqua si è abbassato e il cervello manda un segnale, sotto forma di sete, che ci dice che è il momento di avvicinarsi al rubinetto.

Di solito questo sistema funziona bene, ma invecchiando i sensori della sete diventano meno sensibili e non sempre si beve abbastanza, fa presente la dietologa Lucia Kaiser. A volte poi si ha talmente da fare che semplicemente ci si dimentica di bere: questo può causare gravi problemi, che vanno da calcoli renali e stipsi alla stanchezza. Vediamo adesso in che modo l'acqua contribuisce a mantenerci in salute.

Guerra ai calcoli

Gli uomini dicono che è il dolore peggiore che abbiano mai provato in vita loro, le donne che preferirebbero partorire di nuovo, ed entrambi i sessi concordano nel dire che una colica renale è un'esperienza da non ripetere. Bevendo una quantità sufficiente di acqua, assicurano i medici, ci si può almeno in parte garantire contro le ricadute. Normalmente i residui organici vengono sciolti nei liquidi ed espulsi sotto forma di urina, ma se non si beve abbastanza si concentrano e formano dei cristalli che possono saldarsi tra loro e formare dei calcoli.

«Io consiglio sempre alla gente di paragonare il proprio corpo alla cucina di casa», racconta il dottor Bernell Baldwin, fisiologo presso il Wildwood Lifestyle Center and Hospital in Georgia e redattore scientifico del *Journal of Health and Healing*. «Non si può pretendere che il nostro corpo lavi i piatti se non gli si dà abbastanza acqua.»

Ecco un metodo molto semplice per capire se si beve a sufficienza: basta osservare il colore delle proprie urine. A parte al mattino, quando non si beve dalla sera precedente, dovrebbero essere di un giallo chiaro, quasi trasparenti. Se sono scure, vuol dire che sono troppo concentrate e che bisogna bere più acqua.

La fluidità dei movimenti intestinali

Un altro modo in cui l'acqua contribuisce a eliminare i residui dal corpo è mantenendo morbide le feci e quindi prevenendo la stipsi, spiega il dottor Baldwin. Se non si beve abbastanza, le feci diventano dure, asciutte e più difficili da evacuare.

La stipsi non è solo fastidiosa, aggiunge il dottor Baldwin. Numerosi studi hanno dimostrato che può portare ad altri disturbi quali emorroidi, malattia diverticolare o addirittura tumori del colon.

«Bisognerebbe bere due bicchieri d'acqua circa mezz'ora prima di fare colazione al mattino», consiglia il dottor Baldwin. «In questo modo, si idrata l'organismo e lo si prepara a ricevere cibo dopo aver eliminato tutte le scorie.»

Lavar via la stanchezza

Si pensa sempre che la stanchezza sia il risultato della mancanza di sonno o del troppo lavoro, ma in molti casi ha una causa ancora più elementare: la carenza di acqua.

Il meccanismo è questo: quando non si beve abbastanza, le cellule di tutto il corpo cominciano a disidratarsi e, per compensare, prelevano acqua dalla fonte più ovvia, il sangue, che in questo modo diventa più denso, più viscoso e più difficile da pompare. Lo sforzo aggiuntivo necessario per pompare il sangue fa scendere il livello energetico, spiega il dottor Baldwin.

Non occorre arrivare alla disidratazione totale per sentirne gli effetti. In un piccolo studio su alcuni ciclisti è stato osservato che la performance cominciava a calare quando perdevano liquidi anche solo nella misura del

2 per cento del peso corporeo, cioè l'equivalente di circa sei bicchieri d'acqua.

Lavar via i chili di troppo

Uno dei maggiori vantaggi che si possono ottenere bevendo più acqua è perdere peso. Tanto per cominciare, molti pensano che sia ora di mangiare quando in realtà hanno solo sete. Bere acqua è un ottimo sistema per placare i morsi della fame e, se si beve pasteggiando, facilmente si finisce per ingerire meno calorie, fa notare la dottoressa Kaiser.
L'acqua può aiutare anche in un altro modo. Quando si beve acqua molto fredda (4 gradi centigradi o meno) si bruciano calorie, perché per portarla alla temperatura di circa 37 gradi il corpo brucia poco meno di 1 caloria ogni 30 cc di acqua. Secondo il dottor Ellington Darden, autore di *A Flat Stomach ASAP* , tracannando otto bicchieri di acqua fredda al giorno si bruciano circa 62 calorie, per un totale di circa 430 calorie alla settimana.

Qualche suggerimento

Mangia e bevi. Bere non è l'unico sistema per aumentare l'apporto di acqua: molti alimenti contengono un'altissima percentuale di acqua. Minestre e stufati, per esempio, possono aiutare molto a coprire il fabbisogno giornaliero di fluidi, spiega la dottoressa Kaiser, e aggiunge: «Per aumentare ulteriormente la percentuale di liquidi, aggiungete a questi piatti verdure tipo sedano e peperoni.»
Mangiate molta frutta. I frutti sugosi come angurie, meloni, arance e pompelmi sono composti prevalentemente da acqua e sono quindi indicatissimi (oltre che molto pratici) per chi desidera aumentare l'apporto di liquidi, afferma la dottoressa Kaiser.
Scegliete con cura quello che bevete. Se succhi di frutta e tè decaffeinato vanno a sommarsi al totale dei liquidi ingeriti durante la giornata, le bevande contenenti caffeina come il caffè e la Coca-Cola non contano. Insieme agli alcolici, infatti, le bevande con caffeina sono diuretiche e sottraggono all'organismo più acqua di quanta ve ne introducano. Per pareggiare i conti, è consigliabile bere un bicchiere d'acqua per ogni bevanda alcolica o con caffeina.

AGLIO

Spicchi pieni di forza

Nel 1980 il produttore Les Blank realizzò un documentario intitolato *L'aglio vale 10 madri.* Se dovesse produrne il seguito oggi, forse lo intitolerebbe *L'aglio vale 1200 studi.*

Su questo bulbo dal sapore forte sono state svolte innumerevoli ricerche dai risultati a dir poco stupefacenti. L'aglio ha decine e decine di proprietà curative.

- È dimostrato che l'aglio riduce il tasso di colesterolo e fluidifica il sangue, il che può servire a prevenire ipertensione, cardiopatie e ictus.
- In laboratorio l'aglio blocca la crescita delle cellule tumorali. Dagli studi epidemiologici risulta che coloro che mangiano molto aglio hanno meno tumori allo stomaco e al colon di coloro che ne consumano poco o nulla.
- In uno studio condotto al Boston City Hospital l'aglio è stato usato con successo per uccidere 14 ceppi di batteri prelevati dal naso e dalla gola di bambini colpiti da infezioni dell'orecchio.

È dimostrato inoltre che l'aglio può potenziare le difese immunitarie e ridurre l'iperglicemia, calmare l'asma e mantenere sane e robuste le singole cellule, ritardando o prevenendo l'insorgere di alcuni dei disturbi legati all'invecchiamento.

Le potenzialità terapeutiche dell'aglio sono note da migliaia di anni. In passato, è stato usato per trattare praticamente tutto, dalle ferite e dalle infezioni ai disturbi digestivi. Durante la Seconda Guerra Mondiale, per esempio, quando i soldati russi rimasero senza penicillina, requisirono l'aglio nelle campagne. E ancora oggi in Germania, in Giappone e in altri paesi moderni esistono in commercio numerosi preparati medicinali a base di aglio.

Fa bene al cuore

Finora i ricercatori hanno scoperto due meccanismi grazie ai quali l'aglio fa bene al cuore e alla circolazione. Prima di tutto, contiene molti composti organosolforati, tra cui il disolfuro di allile, che favoriscono la circolazione impedendo alle piastrine di aderire l'una all'altra e di provocare la coagulazione del sangue. In uno studio della Brown University di Providence, Rhode Island, a 45 uomini con il colesterolo alto è stato somministrato un estratto di aglio in dosi equivalenti a cinque o sei spicchi di aglio fresco. Dalle successive analisi del sangue è risultato che il tasso di aggregazione piastrinica era diminuito da un minimo di 10 a un massimo di 50 per cento.

«Un'elevata attività piastrinica significa maggiori probabilità di avere l'aterosclerosi o un attacco di cuore o un ictus», afferma il ricercatore Robert I. Lin, vicepresidente esecutivo della Nutrition International di Irvine, in California. «Ma i composti solforati sono molto efficaci. Rendono più fluido il sangue.»

L'aglio fa bene al cuore anche perché abbassa i livelli di colesterolo e trigliceridi. Secondo Yu-Yan Yeh, docente di scienza della nutrizione alla Pennsylvania State University di University Park, molti degli effetti protettivi dell'aglio si esercitano nel fegato, l'organo che produce il colesterolo. In laboratorio i ratti cui veniva somministrato estratto di aglio producevano l'87 per cento di colesterolo e il 64 per cento di trigliceridi in meno.

«Il fegato è la sede principale della sintesi dei grassi e del colesterolo», spiega il dottor Yeh. «Quando la produzione di queste sostanze da parte del fegato diminuisce, se ne trovano meno in circolazione nel sangue.»

In una rassegna di 16 studi che hanno interessato 952 persone, alcuni ricercatori inglesi hanno riscontrato che consumando aglio - sia fresco sia in polvere - il colesterolo totale si abbassava in media del 12-13 per cento. E secondo una revisione di vari studi eseguita da ricercatori del New York Medical College di Valhalla, è scientificamente dimostrato che consumando da mezzo a uno spicchio d'aglio al giorno è possibile ridurre la colesterolemia di circa il 9 per cento.

Protezione dai tumori

Si stanno moltiplicando le evidenze scientifiche del fatto che grazie all'aglio è possibile prevenire e curare il cancro. Secondo numerosi studi questo alimento può fermare lo sviluppo dei tumori in vari modi: impedendo le alterazioni cellulari che portano al tumore, inibendo la crescita dei tumori oppure direttamente uccidendo le cellule maligne.

- L'aglio contiene una sostanza, detta s-allilcisteina, che interrompe il pro cesso metabolico tramite il quale una cellula sana diventa cancerosa, spiega John Milner, professore e responsabile del dipartimento di nutrizione della Pennsylvania State University.

- Il già citato disolfuro di allile frena lo sviluppo delle cellule tumorali interferendo con la loro capacità di dividersi e moltiplicarsi. «Il disolfuro di allile soffoca le cellule tumorali finché il loro numero non si riduce e cominciano a morire», afferma il dottor Milner.
- Un'altra importante sostanza contenuta nell'aglio è il trisolfuro di allile, 10 volte più efficace del disolfuro di allile nell'uccidere le cellule di tumore polmonare umano. «La sua efficacia è paragonabile a quella del 5-fluorouracile, un farmaco molto usato in chemioterapia», afferma il dottor Milner. E dal momento che l'aglio è assai meno tossico per le cellule sane rispetto al 5-fluorouracile, si spera che in futuro ne possano derivare forme meno aggressive di chemioterapia.
- L'aglio contiene sostanze che impediscono ai nitriti - comuni molecole che si trovano in alcuni alimenti oltre che in numerose sostanze inquinanti - di trasformarsi in nitrosamine, sostanze nocive che possono innescare fenomeni cancerosi nell'organismo.

I vantaggi dell'aglio non si vedono solo in laboratorio. I ricercatori hanno notato per esempio che nell'Italia meridionale, dove si consuma molto aglio, l'incidenza dei tumori allo stomaco è minore rispetto al Nord del paese, dove se ne usa molto meno.

«In una provincia della Cina settentrionale dove abitualmente la gente mangia da quattro a sette spicchi d'aglio al giorno, si registra il 7-8 per cento di casi di tumore dello stomaco in meno rispetto alla provincia confinante, dove il consumo di aglio è minore», riferisce il dottor Paxton.

Negli Stati Uniti da uno studio su 41.837 donne residenti nello Iowa è emerso che quelle che mangiavano aglio almeno una volta alla settimana avevano un rischio di tumore al colon del 35 per cento inferiore rispetto a quelle che non ne mangiavano mai.

«Se dovessi avanzare un'ipotesi», dice il dottor Lin, «direi che consumando tre spicchi d'aglio al giorno si riduce del 20 per cento il rischio di molti tumori. E sei spicchi dovrebbero portare a una riduzione del 30 per cento almeno.»

Viva l'«aglicillina»

Una tendenza preoccupante di questi ultimi anni è l'antibioticoresistenza, cioè la capacità dei batteri di resistere a farmaci che prima funzionavano. Da recenti ricerche risulta che l'aglio potrebbe essere efficace là dove i farmaci non lo sono più oppure si dimostrano tossici.

In uno studio i ricercatori del Boston City Hospital hanno prelevato 14 diversi ceppi batterici dai tamponi nasofaringei di bambini affetti da infezioni dell'orecchio. Nonostante alcune delle infezioni non avessero risposto a nessun tipo di terapia antibiotica, in laboratorio l'estratto di aglio è riuscito a uccidere i germi resistenti.

In un altro studio i ricercatori della University of New Mexico ad Albuquerque hanno verificato l'efficacia dell'aglio nel trattamento dell'otomicosi, un'infezione dell'orecchio dovuta a un fungo del genere *Aspergillus* contro cui i rimedi esistenti non danno grandi risultati. I farmaci per uso topico infatti hanno molti effetti collaterali e sono addirittura controindicati se il timpano è ormai perforato.

In laboratorio i funghi responsabili dell'infezione sono stati trattati con una miscela di estratto di aglio e acqua che, anche in concentrazioni molto basse, ne ha bloccato la crescita in misura paragonabile e talvolta anche maggiore di quella dei farmaci convenzionali.

Qualche suggerimento

Imparate ad apprezzarlo fresco. L'aglio fresco pestato o tritato contiene allicina, una sostanza che si scompone rapidamente generando una serie di altre sostanze benefiche quali il disolfuro e trisolfuro di allile. Naturalmente non a tutti l'aglio crudo piace. Provate a tagliare a metà uno spicchio e a sfregarlo in una ciotola di legno in cui condirete poi l'insalata. In questo modo avrete solo un lieve sapore di aglio, senza perdere nessuno dei benefici.

Ma non dimenticate la praticità. Non è solo l'aglio fresco a dare tanti benefici; sia crudo, sia cotto o in polvere, contiene sempre sostanze importanti. Sfruttandolo nelle sue varie forme, non avrete difficoltà a introdurlo in tutti i vostri menù.

Tagliatelo sottile. Tagliandolo sottile, tritandolo o pestandolo si aumenta la superficie utile dell'aglio, sia crudo sia cotto, ricavandone una maggiore quantità di sostanze benefiche.

Cuocetelo poco. Una cottura prolungata rischia di distruggere alcune delle delicate sostanze contenute nell'aglio. L'ideale quindi è soffriggerlo insieme alle verdure, per esempio, o aggiungerlo a fine cottura nelle ricette che richiedono tempi più lunghi, consiglia il dottor Lin. «Il sapore in questo modo risulta molto più delicato.»

Albicocche

Un pieno di betacarotene

Un tempo le donne cinesi mangiavano albicocche per essere più fertili. Oggi può sembrare ridicolo, finché non ci si rende conto che questi frutti sono molto ricchi di un minerale indispensabile per la produzione degli ormoni sessuali.

Anche se è poco probabile che qualcuno si affidi ancora alle albicocche per avere più figli, questo frutto dolce e vellutato contiene una vasta gamma di sostanze che, secondo i ricercatori, possono combattere le infezioni, la cecità e le malattie cardiache.

I benefici effetti delle albicocche sono dovuti principalmente alla grande quantità e varietà di carotenoidi che contengono. I carotenoidi sono i pigmenti che danno il colore rosso, arancio e giallo a molte delle piante e dei frutti più diffusi e hanno numerosi effetti positivi sulla salute umana; finora ne sono stati identificati almeno 600 e alcuni dei più potenti, tra cui il betacarotene, si trovano nelle albicocche.

«Le albicocche sono uno degli alimenti più indicati per chi ha bisogno di carotenoidi», afferma Ritva Butrum, vicepresidente della divisione ricerca all'American Institute for Cancer Research di Washington. «Oltre che dal punto di vista quantitativo, ne sono molto ricche anche sotto il profilo della varietà.»

Il frutto del cuore

Grazie alla straordinaria miscela di sostanze benefiche che le caratterizza, le albicocche sono un potente alleato nella lotta contro le malattie cardiache. Contengono sia betacarotene sia licopene, due sostanze che nel corso di studi scientifici hanno dimostrato di ostacolare il processo con cui le lipoproteine a bassa densità o colesterolo LDL (il cosiddetto colesterolo «cattivo») irrancidiscono nel sangue. Si tratta di una proprietà importante perché è quando il colesterolo LDL si altera che aderisce più facilmente alle pareti arteriose.

Secondo Frederick Khachik, ricercatore chimico presso il Food Composition Laboratory dello U.S. Department of Agriculture a Beltsville, nel Maryland, «il licopene è attualmente considerato uno degli antiossidanti più efficaci che esistano.»

Uno studio durato 13 anni ha permesso di accertare che in coloro che assumono quantità molto elevate di carotenoidi il rischio di malattia cardiaca si riduce di un terzo rispetto a coloro che ne consumano pochi. In un altro lavoro della durata di 8 anni, che ha interessato 90.000 infermiere, la riduzione del rischio tra quelle che seguivano la dieta più ricca di carotenoidi è risultata pari al 25 per cento.

Le albicocche sono una buona fonte di betacarotene: tre frutti ne contengono 2 milligrammi, pari a circa il 30 per cento della dose giornaliera consigliata. Gli esperti non sanno ancora esattamente quanto licopene ci sia nelle albicocche né quanto ne occorra per mantenersi in buona salute, ma dal momento che sono così ricche di tanti altri carotenoidi, dice il dottor Khachik, aumentarne il consumo non può che fare bene.

Ottime per gli occhi

Se non avete una passione per gli spinaci degna di Braccio di Ferro, potete assicurarvi un buon apporto di vitamina A con le albicocche. Nell'organismo il betacarotene delle albicocche si trasforma in vitamina A, nutriente che contribuisce a proteggere gli occhi, organi preziosi che meritano tutta la nostra cura e attenzione.

Quando la luce colpisce gli occhi provoca il rilascio di radicali liberi, molecole di ossigeno nocive per i tessuti che, se non vengono tenute sotto controllo, attaccano e danneggiano il cristallino, creando le condizioni per l'insorgere della cataratta. I radicali liberi possono nuocere anche ai vasi che portano il sangue alla parte centrale della retina, detta macula lutea. Se l'afflusso sanguigno viene a mancare, può manifestarsi la cosiddetta degenerazione maculare, che è la causa principale di perdita irreversibile della vista negli anziani.

È dimostrato che la vitamina A ha un forte effetto antiossidante, contribuisce cioè a bloccare gli effetti dei radicali liberi. In uno studio cui hanno partecipato oltre 50.000 infermiere, per esempio, è stato scoperto che quelle che assumevano quantità più elevate di vitamina A con la dieta riducevano di oltre un terzo il rischio di cataratta. (La vitamina A aiuta anche a combattere raffreddori e altre infezioni respiratorie.) Tre albicocche contengono 2.769 unità internazionali di vitamina A, pari al 55 per cento del fabbisogno giornaliero.

Pur non fornendo una dose di vitamina A paragonabile a quella di carote o verdure a foglia verde scura tipo spinaci e cavoli, le albicocche costituiscono comunque una buona alternativa per coloro a cui non piace la verdura.

Fibra a volontà

Dei vantaggi di una quantità sufficiente di fibra alimentare non si dirà mai abbastanza. Gli alimenti ad alto contenuto di fibra sono utili per dimagrire, per tenere sotto controllo l'iperglicemia e per abbassare il colesterolo. Sono anche indispensabili per la regolarità della digestione.

Ecco quindi un motivo in più per aggiungere le albicocche al proprio piatto della frutta. Tre albicocche contengono 3 grammi di fibra, pari al 12 per cento del fabbisogno giornaliero, in cambio di un apporto calorico minimo: solo 51 calorie in totale. Se vengono scelte per il loro apporto di fibra, però, le albicocche vanno mangiate rigorosamente con la buccia, che ne contiene la maggior parte.

Qualche suggerimento

Mangiatele sode. Anche se vi piace la frutta morbida e matura, cercate di mangiare le albicocche quando sono ancora piuttosto sode. Le albicocche forniscono la massima quantità di nutrienti quando sono mature ma, se si lasciano diventare troppo molli, tali sostanze si deteriorano rapidamente.

Occhio al colore. A differenza di molti altri tipi di frutta, le albicocche possono essere già mature pur essendo di colore giallo o arancio, che vanno entrambi bene per chi vuole trarre il massimo giovamento da questi frutti. Se vengono raccolte ancora verdi, tuttavia, difficilmente giungono a maturazione e perdono gran parte delle loro proprietà.

Conservare con cura. È importante tenere le albicocche al fresco perché non maturino troppo. Se non si ha intenzione di mangiarle entro uno o due giorni, quindi, è consigliabile tenerle in frigorifero nel cassetto della verdura, dove possono durare anche una settimana.

Altro suggerimento per conservarle meglio: essendo molto morbide e delicate, le albicocche assorbono facilmente gli odori, per esempio dell'altra frutta insieme a cui vengono conservate. È bene quindi tenerle separate dagli altri cibi, in un sacchetto di carta o di plastica.

ALGHE

Protezione dal fondo del mare

Quando nell'ormai lontano 1969 i Beatles cantavano «Octopus's Garden» non intendevano certamente esaltare le virtù delle alghe, la «verdura del mare», come le chiamano a volte quelli che oggi le raccolgono e se ne nutrono, ma alla luce di quel che abbiamo appreso più di recente su questi preziosi vegetali acquatici, avrebbero avuto tutte le ragioni per farlo.
Consumate regolarmente, le alghe marine possono essere un'ottima fonte di vitamine e minerali essenziali. Inoltre contengono una varietà di sostanze protettive che possono aiutare a prevenire gravi pericoli per la salute quali i tumori.

Un antitumorale tradizionale

Per centinaia o forse addirittura migliaia di anni in Asia le alghe sono state usate per prevenire e curare il cancro e oggi, come spesso avviene, la ricerca scientifica comincia a trovare conferme ai metodi terapeutici dei nostri antenati.
«Occorreranno ulteriori studi clinici, ma sono già state portate a termine interessanti ricerche epidemiologiche e sperimentazioni su animali che dimostrano che le alghe marine possono prevenire i tumori», afferma Alfred A. Bushway, professore di scienza dell'alimentazione alla University of Maine di Orono, il quale è convinto che le alghe possano in parte spiegare la minore incidenza di tumori che si registra in paesi come il Giappone, dove esse sono un alimento comune quanto da noi le patate.
Alcuni ricercatori giapponesi hanno studiato gli effetti di estratti di otto tipi diversi di alghe marine su cellule precedentemente trattate con potenti sostanze cancerogene e sono giunti alla conclusione che molto probabilmente le alghe sono dotate della capacità di frenare i tumori.
Benché non si sappia ancora con certezza quale sia la sostanza da cui dipende questa capacità, potrebbe essere il betacarotene, lo stesso antiossidante che si trova in vegetali come le carote e le patate dolci. Le alghe Nori che si vendono essiccate in fogli, per esempio, sono una buona fonte di betacarotene.

I ricercatori ipotizzano che le alghe contengano sostanze antitumorali diverse da quelle che si trovano nei vegetali terrestri. L'alginato di sodio, per esempio, presente in alte concentrazioni nelle alghe, potrebbe avere proprietà antitumorali, afferma il dottor Bushway. «Ma, anche in questo caso, si tratta di un settore di ricerca che va ancora approfondito.»

Kelp per il cuore e per il sangue

Se volete che il vostro sangue diventi forte come il mare, una dose di vegetali marini ogni tanto vi potrà aiutare.

Trenta grammi di Kelp, la sottile alga bruna che si mangia fritta o nella zuppa, contengono 51 microgrammi, pari al 13 per cento del fabbisogno giornaliero, di acido folico, un nutriente che favorisce la scomposizione delle proteine e la rigenerazione dei globuli rossi. Trenta grammi di Nori, l'alga che si usa per preparare il sushi, ne contengono 42 microgrammi, corrispondenti all'11 per cento del fabbisogno giornaliero.

Il Kelp contiene anche magnesio, minerale che aiuta a controllare la pressione sanguigna, soprattutto in quelle persone che sono sensibili al sodio. Bastano 30 grammi di Kelp per apportare 34 milligrammi, pari a quasi il 9 per cento del fabbisogno giornaliero, di questo nutriente indispensabile per la buona salute del cuore.

Un mare di immunità

È raro incontrare una balena con il raffreddore: forse è per via di tutte le alghe che i grandi cetacei trangugiano tra le onde degli oceani.

Alcune varietà di alghe marine sono ricchissime di vitamine che rafforzano le difese immunitarie e aiutano a tenere lontane molte malattie.

In cima alla lista ci sono le nutrientissime Nori. Trenta grammi di alghe Nori crude contengono 11 milligrammi di vitamina C, antinfettiva, corrispondenti a oltre il 18 per cento del fabbisogno giornaliero. La vitamina C è un antiossidante ben noto per la sua capacità di eliminare quelle molecole di ossigeno pericolose per i tessuti che vanno sotto il nome di radicali liberi.

Trenta grammi di Nori apportano anche quasi 1500 unità internazionali di vitamina A, pari al 30 per cento del fabbisogno giornaliero. È dimostrato che la vitamina A non solo potenzia le difese immunitarie, ma può prevenire la cecità notturna e i disturbi della vista correlati all'invecchiamento, come la degenerazione maculare. Inoltre la vitamina A protegge da vari tipi di tumori.

Buone nuove per i vegani

Se siete vegetariani stretti e non mangiate né carne né derivati della carne, latte o uova, sarà bene che aggiungiate qualche alga al vostro repertorio di vegetali terrestri: è un buon sistema per assicurarvi la copertura del fabbisogno di vitamina B12, un nutriente che si trova soprattutto nella carne.

Benché non tutti siano d'accordo sulla quantità di vitamina B12 fornita dalle alghe, gli esperti ritengono che chi ne fa uso regolarmente abbia livelli ematici di B12 più alti del resto della popolazione.

In uno studio su 21 vegetariani stretti è stato scoperto che quelli che mangiavano regolarmente alghe marine avevano livelli di vitamina B12 nel sangue doppi rispetto a coloro che non ne mangiavano affatto.

La carenza di vitamina B12 si manifesta con affaticamento, perdita della memoria e lesioni neurologiche per provocano formicolii alle mani e ai piedi. Sebbene siano poche le persone a rischio di carenza di vitamina B12, è un problema che si può presentare nei vegetariani stretti e in alcuni anziani con problemi di assorbimento di questo nutriente.

Qualche suggerimento

Risciacquare con delicatezza. Poiché nelle alghe essiccate la maggior parte dei nutrienti si trova in superficie, gli esperti raccomandano di avere la mano molto leggera nel risciacquarle prima della cottura. «C'è chi mette in ammollo le alghe prima di cuocerle e così facendo le "uccide"», fa notare il dottor Bushway. «Noi consigliamo di sciacquarle appena, per non perdere i minerali che si trovano in superficie, come il potassio.»

Viva il brodo. Il modo migliore per sfruttare al massimo i nutrienti delle alghe consiste nel preparare una zuppa, dice il dottor Bushway. «Quando con le alghe si cucina una zuppa, una parte dei nutrienti si trasferisce nel brodo, mentre la foglia apporta fibra e rare sostanze fitochimiche come per esempio l'alginato contenuto nell'alga Kelp.»

Non sottovalutate la varietà. Non occorre una grande quantità di alghe per ricavarne i benefici. «Dagli studi nutrizionali risulta che anche solo 7-8 grammi di alghe essiccate possono rappresentare un contributo significativo nella dieta di una persona», spiega il dottor Bushway.

Il modo migliore per inserire più alghe nei propri menù è fare qualche esperimento. «Provate ad aggiungerle nelle insalate, nella minestra, negli stufati, nei piatti a base di cereali e nei sandwich», consiglia Carl Karush della Maine Coast Sea Vegetables di Franklin.

ANANAS
Il campione dei Tropici

Quando a Luigi XIV fu offerto per la prima volta un ananas - il frutto più esotico e più ricercato nell'Europa del Seicento - il re di Francia lo addentò immediatamente, senza dare il tempo ai suoi servitori di sbucciarlo, e Sua Ingordigia Reale si ferì le labbra con la buccia pungente. L'episodio pose fine alle coltivazioni reali di ananas in Francia fino al 1715, quando salì sul trono Luigi XV.

Il sovrano ferito non sapeva che cosa perdeva: liberare un ananas dalla sua dura scorza, o anche solo tirarlo fuori da una lattina, è uno sforzo che vale decisamente la pena di compiere. L'ananas infatti è ricco di vitamina C e di sostanze che irrobustiscono le ossa e facilitano la digestione.

Un succo ottimo per le ossa

È risaputo che per prevenire l'osteoporosi, cioè la rarefazione delle ossa che colpisce soprattutto le donne dopo la menopausa, ci vuole il calcio, ma forse non tutti sanno che le ossa hanno anche bisogno di manganese.

Il manganese serve per la sintesi del collagene, la proteina robusta e fibrosa di cui sono costituiti tessuti quali le ossa, la pelle e la cartilagine. La ricerca ha dimostrato che la carenza di manganese provoca sintomi simili all'osteoporosi e uno studio in particolare che le donne osteoporotiche hanno livelli di manganese inferiori a quelle esenti dalla malattia.

«L'ananas fresco e il succo di ananas sono due possibili modi per aumentare la quantità di manganese che si assume con la dieta», dice Jeanne Freeland-Graves, docente di nutrizione alla University of Texas di Austin. Una tazza di ananas fresco a pezzi o di succo di ananas apporta oltre 2 milligrammi di manganese, pari a oltre il 100 per cento del fabbisogno giornaliero.

Il dolce che aiuta a digerire

L'ananas è noto da secoli per la capacità di alleviare i sintomi dell'indigestione, e a ragione. Fresco, contiene bromelaina, un enzima che facilita la digestione scomponendo le proteine. Questo può essere importante per

quelle persone anziane che hanno pochi succhi gastrici, necessari per digerire le proteine.
Anche se l'ananas vi piace moltissimo, difficilmente lo mangerete alla fine di ogni pasto, ma se siete anziani e avete problemi di digestione, ricordate che aggiungere regolarmente un paio di fette di ananas al piatto del dessert può esservi di grande giovamento, dice la dietologa Joanne Curran-Celentano, professore associato di scienze nutrizionali alla University of New Hampshire a Durham.

Un'ottima fonte di vitamina C

Giustamente pochi nutrienti sono stati studiati quanto la vitamina C, che è un ottimo antiossidante, cioè una sostanza che aiuta a eliminare i radicali liberi, quelle molecole instabili di ossigeno che danneggiano le cellule e contribuiscono allo sviluppo di tumori e malattie cardiache. Inoltre, la vitamina C serve per produrre il collagene, la «colla» che tiene insieme i tessuti e le ossa. E quando si ha il raffreddore, la prima cosa che si prende è la vitamina C perché riduce i livelli di istamina, una sostanza chimica che determina sintomi quali la lacrimazione degli occhi e la rinorrea.
Se gli ananas sono meno ricchi di vitamina C rispetto ad arance o pompelmi, ne contengono pur sempre una buona dose. Una tazza di ananas a pezzi, per esempio, apporta circa 24 milligrammi di vitamina C, pari al 40 per cento del fabbisogno giornaliero. Il succo è ancora migliore: un bicchiere di succo in lattina ne contiene 60 milligrammi, sufficienti a coprire l'intero fabbisogno giornaliero.

Qualche suggerimento

Compratelo fresco. L'ananas in scatola è molto pratico, ma se intendete utilizzarlo per calmare uno stomaco dolorante, sappiate che fresco è molto più efficace: le alte temperature di lavorazione dell'ananas in scatola distruggono la bromelaina, avverte il dottor Taussig.
Provate le nuove varietà. La prossima volta che comprate un ananas, provate la varietà «Gold», importata dal Costa Rica, che è molto dolce e contiene quattro volte più vitamina C delle altre.

ARANCE
Il più dolce degli agrumi

L'arancia è un frutto quasi perfetto. Non solo è ricca di vitamina C e di fibra, ma abbonda di molti zuccheri naturali che forniscono energia subito disponibile ed è protetta da una buccia robusta che permette di mangiarla dove e quando si vuole.
Oltre ad essere un alimento sano (e molto pratico), le arance contengono quattro sostanze - limonina, limonene, glucoside di limonina ed esperidina - particolarmente promettenti per la prevenzione dei tumori, più alcune che potrebbero permettere di fermare le malattie cardiache prima ancora che si manifestino apertamente.

Un aiuto per il cuore

Vari studi hanno dimostrato che le vitamine e le altre sostanze presenti nelle arance sono antiossidanti molto efficaci, riescono cioè a bloccare preventivamente i radicali liberi, molecole di ossigeno dall'azione corrosiva che possono danneggiare le cellule. Questo è importante perché i danni da radicali liberi preparano la strada all'ostruzione delle arterie, fattore di rischio gravissimo per le malattie cardiache e l'ictus.
Da tempo si sa che la vitamina C è un ottimo antiossidante, ma sembra che nelle arance si trovino altre sostanze ancora più efficaci.
«Abbiamo misurato la capacità antiossidante totale delle arance e ci siamo resi conto che la vitamina C ne spiegava solo il 15-20 per cento», racconta Ronald L. Prior, addetto al programma scientifico del Jean Mayer USDA Human Nutrition Research Center on Aging della Tufts University di Boston. «Anche altre sostanze si sono rivelate fortemente antiossidanti, in alcuni casi con effetti da tre a sei volte più potenti di quelli della vitamina C.»
Gli autori di uno studio hanno somministrato ad alcuni ratti un estratto di buccia ed albedo (la parte interna biancastra della buccia) di arancia. L'estratto, che conteneva esperidina, ha determinato un aumento significativo del livello di colesterolo HDL negli animali, abbassando allo stesso tempo il livello del pericoloso colesterolo LDL. Se questi risultati saranno confermati nei test sull'uomo, le arance potrebbero essere usate per moderare l'ipercolesterolemia, che è uno dei principali fattori di rischio cardiaco.

È possibile che l'esperidina abbia anche altri effetti positivi. In laboratorio, per esempio, alcuni ricercatori brasiliani hanno scoperto che contribuisce a fermare le infiammazioni e dal momento che, a differenza dell'aspirina, non danneggia la mucosa gastrica, in futuro l'esperidina potrebbe venire utilizzata per curare le infiammazioni nei soggetti che non tollerano farmaci come aspirina e ibuprofene.

Controllare il cancro

Alcuni studi sperimentali hanno dimostrato che il limonene presente nelle arance può aiutare a bloccare certi tumori, afferma Bill Widmer, ricercatore presso il Florida Department of Citrus Research Center di Lake Alfred.
In uno studio svolto al Duke University Medical Center di Durham, nel North Carolina, gli animali che hanno seguito una dieta contenente il 10 per cento di limonene hanno fatto registrare un calo del 70 per cento dei tumori di cui soffrivano. Dei tumori rimanenti, il 20 per cento si è ridotto a meno di metà delle dimensioni di partenza.
In un altro studio i ricercatori della Cornell University a Ithaca, nello stato di New York, hanno nutrito animali con tumori del fegato allo stadio iniziale con un estratto di succo d'arancia concentrato da cui era stata tolta la vitamina C. L'incidenza e la dimensione delle lesioni precancerose sono scese del 40 per cento.
Le ricerche sul limonene sono così promettenti che in Inghilterra se ne stanno studiando gli effetti sui tumori della mammella.
«Il modo in cui il limonene agisce su cellule o lesioni tumorali è veramente interessante e unico», dice Michael Gould, professore di oncologia umana alla University of Wisconsin Medical School di Madison. Fondamentalmente, questa sostanza spinge le cellule tumorali ad autodistruggersi, le aiuta a suicidarsi.

Non perdetevi la C

Le arance sono note per la vitamina C, e a ragione. Un solo frutto ne contiene circa 70 milligrammi, che rappresentano quasi il 117 per cento del fabbisogno giornaliero. La vitamina C è essenziale non solo per controllare i pericolosi radicali liberi, ma anche per favorire la guarigione dei tessuti e aumentare le difese immunitarie, e proprio per il suo effetto sul sistema immunitario viene consigliata contro i sintomi del raffreddore.
La vitamina C favorisce inoltre l'assorbimento del ferro, particolarmente importante per le donne che con il sangue delle mestruazioni ne perdono un po' tutti i mesi.
In uno studio di vasta portata Gladys Block, docente di epidemiologia e

direttrice del programma di nutrizione e igiene pubblica della University of California a Berkeley, ha sintetizzato i risultati di 46 studi minori sugli effetti della vitamina C. Nella maggior parte dei casi gli autori erano giunti alla conclusione che chi prende più vitamina C ha il rischio più basso di tumore.

Piene di fibra

Un'arancia contiene 3 grammi di fibra, pari a circa il 12 per cento del fabbisogno giornaliero. Dal momento che la fibra insolubile accresce la massa delle feci, può essere utile per risolvere una serie di problemi intestinali che vanno dalla stipsi e dalle emorroidi alla diverticolosi. Accelerando la digestione, può anche ridurre il rischio di tumori del colon.

Le arance forniscono inoltre un secondo tipo di fibra, detta solubile, che contiene pectina e nell'intestino tenue si scompone formando una sorta di barriera gelatinosa che, secondo alcuni autori, può contribuire a ridurre il colesterolo e a controllare le oscillazioni della glicemia, effetto prezioso per chi soffre di diabete.

Mangiando più di sette arance al giorno in teoria dovrebbe essere possibile abbassare il colesterolo totale del 20 per cento circa. Ovviamente è poco probabile che a qualcuno le arance piacciano a tal punto, ma mangiando una grande varietà di frutta e verdura, comprese le arance, si può fare molto per limitare il livello di colesterolo.

Qualche suggerimento

Fate provvista. Bersi una bella spremuta è uno dei modi più semplici per aumentare la quantità di vitamina C nella propria dieta, ma per quanto squisite le spremute fresche sono noiose da preparare. Per fortuna anche surgelato il succo d'arancia mantiene tutto il suo valore nutrizionale. Anzi, dal momento che le arance vengono sfruttate fino all'ultima goccia dalle industrie alimentari, nel succo finiscono anche molte sostanze provenienti dalla buccia che, oltre al sapore, gli conferiscono ulteriori proprietà.

Mangiatele a spicchi. Metà della pectina di un'arancia si trova nell'albedo, la parte bianca e spugnosa che riveste internamente la scorza. Non siate troppo meticolosi nello sbucciare le arance, quindi: mangiando un po' di pellicina bianca vi assicurerete anche la giusta dose di questa importantissima fibra.

Asparagi

Protezione di punta

Gli asparagi erano molto amati dai reali francesi del Seicento, non solo per il sapore fresco, ma perché si riteneva che le loro tenere punte avessero un forte effetto afrodisiaco.

Ancora oggi per gli appassionati degli asparagi, compresi coloro che non pensano all'amore, non c'è segno più gradito del ritorno della bella stagione della vista di questi germogli verdi che spuntano timidamente dalla terra. Buon segno anche per la salute, dal momento che gli asparagi contengono sostanze che possono aiutare a prevenire difetti congeniti, malattie cardiache e tumori.

Ricchi di acido folico

Una delle scoperte più significative della medicina di questo secolo è che si potrebbe dimezzare l'incidenza dei difetti congeniti al cervello e al midollo spinale (i cosiddetti difetti del tubo neurale o spina bifida) somministrando a tutte le donne in età fertile 400 microgrammi di acido folico al giorno.

Gli asparagi sono molto ricchi di acido folico, una vitamina del gruppo B essenziale per la rigenerazione cellulare. Cinque punte di asparagi ne contengono 110 microgrammi, pari a circa il 28 per cento del fabbisogno giornaliero.

Le donne incinte, tuttavia, faranno bene a raddoppiare la dose. Se le linee guida delle autorità sanitarie americane raccomandano alle donne l'assunzione di 400 microgrammi di acido folico al giorno, Lynn B. Bailey, ricercatrice e docente di nutrizione alla University of Florida di Gainesville, afferma che il livello in gravidanza è probabilmente assai più alto, «forse addirittura 600 microgrammi».

L'acido folico non fa bene solo alle donne in età fertile, ma a tutti, perché combatte le malattie di cuore. Pare infatti che funga da «saracinesca», regolando la quantità di omocisteina nel sangue: quando il livello di acido folico si abbassa, aumenta la quantità di questo aminoacido, che nuoce alle arterie che portano il sangue al cuore e al cervello.

Per prevenire le malattie di cuore, il giusto apporto di acido folico è probabilmente importante quanto il controllo del livello di colesterolo. I cardiologi affermano in effetti che se gli americani aumentassero l'apporto di acido folico portandolo a 400 microgrammi al giorno, i decessi per cause cardiache diminuirebbero di almeno 13.500 unità. Attualmente solo il 12 per cento della popolazione assume tale quantità di acido folico.

Protezione antitumorale

È ormai risaputo che le verdure a foglia verde, compresi gli asparagi, hanno un forte effetto protettivo nei confronti dei tumori. Contengono infatti una serie di sostanze che attaccano i prodotti cancerogeni prima ancora che possano causare danni.

La prima di tali sostanze è l'acido folico: è accertato che coloro che ne hanno un livello elevato nel sangue hanno meno probabilità di ammalarsi di tumore del colon e sono anche meno predisposti alla formazione di polipi intestinali, cioè quelle piccole escrescenze che con il tempo possono portare al cancro. Risulta inoltre che l'acido folico protegga dai tumori della cervice uterina, soprattutto nelle donne infette dal virus del papilloma umano, che provoca i condilomi genitali.

La seconda sostanza protettiva contenuta negli asparagi è il glutatione, una piccola proteina fortemente antiossidante, che aiuta cioè a raccogliere i radicali liberi. Questi ultimi sono particelle ad alta energia che, se non vengono controllate, rimbalzano incontrollabilmente nell'organismo provocando lacerazioni e lesioni nelle cellule che, a lungo andare, possono portare al cancro. In un'analisi di 38 verdure diverse, gli asparagi appena cotti sono risultati primi per contenuto di glutatione.

Il pieno di vitamina E

C'è un altro motivo per includere gli asparagi nel proprio menù: contengono vitamina E, che fa molto bene al cuore. Uno studio condotto da ricercatori della University of Minnesota School of Public Health di Minneapolis ha permesso di accertare che anche solo 10 unità internazionali di vitamina E al giorno possono ridurre notevolmente il rischio di malattia cardiaca nelle donne. Cinque punte di asparagi contengono 0,4 unità internazionali di vitamina E, pari a circa l'1 per cento del fabbisogno giornaliero.

«Si tratta del primo lavoro in cui sono stati esaminati gli effetti della vitamina E di provenienza alimentare rispetto a quella assunta sotto forma di integratori e i risultati hanno lasciato sorpresi anche noi», dichiara Lawrence H. Kushi, professore associato di igiene pubblica, nutrizione ed epidemiologia alla University of Minnesota di Minneapolis e coordinato-

re della ricerca.
Ovviamente, si dovrebbero mangiare moltissimi asparagi (119, per la precisione) per assicurarsi la quantità di vitamina E che si è dimostrata efficace nello studio. In effetti, non è facile coprire il fabbisogno di vitamina E con il solo apporto alimentare, perché essa è abbondante soprattutto negli oli e nella frutta oleosa, per cui molti medici consigliano di prendere integratori di vitamina E.
La vitamina E non protegge solo dalle malattie cardiache: secondo alcune ricerche avrebbe un effetto protettivo nei confronti del diabete di tipo II, o non insulino dipendente, sia perché protegge il pancreas (l'organo che produce l'insulina) sia perché influisce sul modo in cui l'organismo brucia gli zuccheri. Da uno studio su 944 uomini di età compresa tra 42 e 60 anni è risultato che nei soggetti con un basso livello di vitamina E il rischio di questa malattia era quadruplicato.

Qualche suggerimento

Conservare con cura. L'acido folico si distrugge a contatto con l'aria, il calore o la luce. Gli asparagi perciò vanno conservati con cura, raccomanda la dietologa Gertrude Armbruster, direttrice dei corsi di dietetica della Cornell University a Ithaca, nello stato di New York, e consiglia di tenerli al riparo dalla luce in fondo al frigorifero o nel cassetto della verdura. È inoltre buona norma proteggerli dall'aria tenendoli avvolti nella plastica.
Cuocere a bassa temperatura. Gli asparagi sono teneri e non è necessario bollirli a lungo. Durante la bollitura, oltre a tutto, vanno perdute molte delle sostanze nutrienti benefiche, spiega la dottoressa Armbruster, che aggiunge: «Cuocendo gli asparagi nel forno a microonde si distruggono decisamente meno nutrienti che non bollendoli o cuocendoli al vapore».
Attenzione alle punte. Dal momento che la maggior parte dei nutrienti si trova nella punta degli asparagi, è meglio cuocerli tenendoli dritti in una pentola alta piuttosto che adagiarli in fondo a un tegame piatto, spiega la dottoressa Armbruster. Mettete pochi centimetri d'acqua in fondo alla pentola, copritela con il coperchio e portate all'ebollizione. Tenendo le punte fuori dell'acqua non solo si conserveranno i nutrienti, ma i gambi cuoceranno più velocemente e in maniera più uniforme.

AVENA

Una spugna che assorbe il colesterolo

Se i cavalli potessero parlare, sarebbero i primi a proclamarlo: l'avena è ottima.

E se non fosse per loro, probabilmente non sapremmo nulla dell'avena e meno che mai del grande giovamento che se ne può trarre dal punto di vista della salute. L'avena si è diffusa nel mondo come mangime insieme all'allevamento dei cavalli e non deve sorprendere che gli esseri umani ci abbiano messo un po' ad imparare ad apprezzarla. Nel 1755 nel *Dictionary of the English Language* Samuel Johnson definì l'avena «cereale che in Inghilterra viene generalmente dato ai cavalli, ma in Scozia è usato anche per l'alimentazione umana». Gli scozzesi, evidentemente, anticipavano i tempi.

L'avena è un cereale ricco di virtù salutari. Tanto per cominciare, a differenza di frumento, orzo e altri cereali, anche lavorata mantiene la crusca e il germe, che sono le parti del chicco in cui si trovano la maggior parte dei nutrienti. Inoltre contiene una vasta gamma di sostanze in grado di ridurre le malattie cardiache, combattere il cancro, abbassare la glicemia, migliorare la sensibilità all'insulina e aiutare chi vuol dimagrire. E sebbene le ricerche al riguardo siano ancora in una fase molto preliminare, sembra che l'avena sia efficace anche contro l'HIV, il virus che provoca l'AIDS.

Una mano contro il colesterolo

Per anni si è parlato di come l'avena e la crusca d'avena siano utili per abbassare il colesterolo, passo indispensabile verso la riduzione del rischio di malattie cardiache. Gli studi dimostrano sistematicamente che, aumentando la quantità di avena nel regime alimentare di una persona, è possibile non solo abbassare la colesterolemia totale ma, cosa ancora più incoraggiante, ridurre in maniera selettiva il livello di colesterolo LDL lasciando invariato quello del colesterolo HDL.

L'avena contiene un tipo di fibra solubile, il betaglucano, che nell'intestino intrappola il colesterolo di provenienza alimentare in un gel appiccicoso non assorbibile che attraversa l'intestino portando con sé il colesterolo in-

desiderato.
Ma non è solo la fibra solubile a catturare il colesterolo: l'avena contiene anche saponine, sostanze che in alcuni studi preliminari sugli animali hanno mostrato di legarsi al colesterolo e favorirne l'eliminazione. Le saponine assorbono anche gli acidi biliari, il che è un bene perché quando il livello di acidi biliari è alto anche quello del colesterolo tende ad aumentare.
«Si pensava che le saponine avessero solo effetti negativi sull'organismo», dice Joanne L. Slavin, docente di nutrizione alla University of Minnesota di St. Paul, «tant'è vero che vengono chiamate "antinutrienti" perché inibiscono l'assorbimento di varie sostanze nutrizionali. Ma i loro effetti positivi sulla salute si stanno dimostrando decisamente maggiori degli inconvenienti.»
Non occorre un'intera pagnotta di farina d'avena per abbassare il colesterolo: bastano circa 3/4 di tazza di fiocchi d'avena secchi (che cuocendo diventano circa 1 tazza e mezza) o mezza tazza scarsa di crusca d'avena secca (che cotta diventa circa 1 tazza) al giorno per ridurre del 5 per cento il colesterolo totale. Questo significa, per esempio, passare da un valore di 250 a 230, o da 300 a 285.

Protezione su tutti i fronti

Come tutti gli alimenti di origine vegetale, l'avena contiene varie categorie di sostanze che conferiscono protezione da disturbi diversi. Tre di esse - tocotrienoli (analoghi alla vitamina E), acido ferulico e acido caffeico - sono antiossidanti, cioè aiutano a controllare quelle particelle dannose per le cellule che si chiamano radicali liberi e che, se non vengono controllate, possono provocare malattie cardiache, tumori e alcune malattie degli occhi.
I tocotrienoli, presenti in abbondanza nell'avena, agiscono su due fronti contro le cardiopatie. Impediscono l'ossidazione, cioè il processo per cui il colesterolo LDL irrancidisce e poi aderisce alle pareti arteriose, con un'efficacia del 50 per cento maggiore rispetto alla vitamina E, come spiega il dottor David J. A. Jenkins, professore di scienze nutrizionali e medicina alla University of Toronto. Inoltre i tocotrienoli agiscono sul fegato, riducendo alla fonte la sintesi del colesterolo.

In lotta contro il cancro

Alcune delle sostanze cardioprotettive contenute nell'avena contribuiscono anche a prevenire il cancro, sostiene A. Venket Rao, docente di nutrizione alla University of Toronto.
Si è già detto di come le saponine presenti nell'avena si legano agli acidi biliari. Questo è importante perché, pur essendo necessari per l'assorbi-

mento e la digestione dei grassi, gli acidi biliari possono anche causare problemi. Nell'intestino crasso i batteri li trasformano infatti in acidi biliari secondari che possono danneggiare le cellule intestinali e forse avviano i processi che portano al cancro. «Legandosi agli acidi biliari e limitando la quantità che può essere trasformata in acidi tossici, le saponine probabilmente contribuiscono a ridurre il rischio di tumori», afferma il dottor Rao. Inoltre le saponine rafforzano le difese immunitarie, mettendo il corpo in condizione di riconoscere e neutralizzare organismi estranei quali batteri, virus e cellule tumorali. «Negli esperimenti sugli animali», puntualizza il dottor Rao, «l'aggiunta di saponine alla dieta ha determinato un aumento del numero delle cellule natural killer, che si traduce in un potenziamento delle difese immunitarie.»

Altre sostanze presenti nell'avena proteggono dal cancro in base allo stesso meccanismo con cui aiutano a prevenire le malattie di cuore, cioè neutralizzando i radicali liberi prima che possano causare danni.

Infine l'avena contiene abbondante acido fitico, dice il dottor Slavin. «Malgrado il meccanismo preciso non sia ancora stato identificato, sembra che l'acido fitico si leghi ad alcuni minerali reattivi che potrebbero essere importanti per prevenire i tumori del colon.»

Glicemia costante

Un altro vantaggio dell'avena è che sembra essere in grado di mantenere costante il livello di zuccheri nel sangue, proprietà assai importante per quei 21 milioni circa di americani che presentano un'alterata tolleranza al glucosio, disturbo simile al diabete che aumenta il rischio di malattie cardiache e ictus.

Si tratta di individui che hanno la glicemia più alta del normale, ma non al punto da essere considerati diabetici. Tuttavia, anche un leggero aumento della glicemia può essere fonte di preoccupazione, perché spinge il corpo a produrre più insulina per ristabilire l'equilibrio e l'iperinsulinemia che ne consegue comporta un aumento del rischio di cardiopatie ostruttive.

La fibra solubile contenuta nell'avena crea uno strato protettivo vischioso nell'intestino che rallenta il ritmo di assorbimento dei carboidrati, il che a sua volta stabilizza la glicemia. Inoltre sembra che la fibra solubile riduca la secrezione ormonale nell'apparato digerente, limitando indirettamente la produzione di insulina.

Un altro vantaggio offerto dalla fibra solubile presente nell'avena è che, assorbendo molta acqua, dà un senso di sazietà. Dopo aver mangiato avena, quindi, ci si sente pieni più a lungo e si tende a mangiare meno, il che è di grande aiuto per chi desidera dimagrire.

Una possibile arma nella lotta contro l'HIV

Benché i dati al riguardo siano ancora preliminari, è possibile che le saponine contenute nell'avena riescano a neutralizzare l'HIV, il virus che provoca l'AIDS.

A lungo ci si è stupiti del fatto che mentre alcuni sieropositivi sviluppano la malattia piuttosto velocemente, altri non si ammalano per anni; gli scienziati sono al lavoro per scoprire che cosa rende più o meno virulento l'HIV. Non è escluso che varie sostanze presenti negli alimenti, tra cui le saponine dell'avena, possano contribuire a debellare l'HIV. «Si tratta di ricerche in fase molto iniziale, ma che certamente vale la pena di approfondire», commenta il dottor Rao.

Qualche suggerimento

Approfittate della comodità. A differenza di molti altri alimenti che nella versione precotta sono meno nutrienti, l'avena mantiene le sue proprietà in tutte le forme. Se avete poco tempo a disposizione, quindi, usate tranquillamente i fiocchi d'avena precotti, che forniscono lo stesso apporto di vitamine e minerali dei fiocchi tradizionali a cottura più lenta. Tenete presente però che i fiocchi precotti contengono più sodio.

Per le proteine, libera scelta. Sia i fiocchi sia la crusca d'avena sono buone fonti di proteine. Una tazza di crusca d'avena cotta contiene 7 grammi di proteine, pari al 14 per cento del fabbisogno giornaliero, mentre una porzione di fiocchi ne contiene 6 grammi, cioè il 12 per cento del fabbisogno giornaliero.

Meno calorie con la crusca. Se volete tenervi leggeri, la crusca di avena è più indicata dei fiocchi: una porzione da 1 tazza di crusca cotta sviluppa 87 calorie, contro 145 della stessa quantità di fiocchi.

AVOCADO

Non più un frutto proibito

A parità di peso, il modesto avocado contiene più calorie di praticamente qualsiasi altro frutto esistente sulla faccia della terra: circa 200 Kcal ogni 100 grammi. Ha anche la caratteristica piuttosto discutibile di essere uno dei pochi frutti con un contenuto misurabile di grassi, che può arrivare a 30 grammi per ciascun frutto, pari alla metà della quantità giornaliera raccomandata per un adulto medio.
È difficile immaginare che un alimento così ricco di grassi faccia bene, eppure è proprio questo che dicono i dietologi, secondo i quali un po' di avocado al giorno non può che migliorare le condizioni di salute di una persona.
Gli avocado sono ottime fonti di acido folico e di potassio. Contengono inoltre notevoli quantità di fibra e di grassi monoinsaturi, entrambi molto utili per chi si preoccupa del diabete o del cuore.

Ingrediente ideale nella dieta dei diabetici

A chi soffre di diabete tradizionalmente si raccomanda di mangiare più carboidrati e ridurre il consumo di grassi, consiglio che nel complesso è valido, ma non necessariamente per tutti.
I medici hanno scoperto infatti che alcuni diabetici, quando mangiano molti carboidrati, tendono a sviluppare livelli alti di trigliceridi, grassi la cui presenza nel sangue può provocare malattie cardiache. Sorprendentemente, sostituendo parte dei carboidrati con grassi, soprattutto del tipo che si trova nell'avocado, il tasso di grassi pericolosi nel sangue tende a diminuire.
Gli avocado sono una fonte abbondante di acidi grassi monoinsaturi, soprattutto acido oleico. «Abbiamo scoperto che i grassi monoinsaturi migliorano i livelli lipidici e contribuiscono a tenere sotto controllo il diabete», spiega il dottor Abhimanyu Garg, professore associato di medicina interna e nutrizione clinica allo University of Texas Southwestern Medical Center di Dallas.
In Messico alcuni ricercatori hanno assegnato a 16 donne diabetiche una dieta con un tenore di grassi relativamente alto, in cui il 40 per cento delle

calorie proveniva da grassi, prevalentemente rappresentati da avocado. Il risultato è stato un calo del 20 per cento dei trigliceridi. Le donne che seguivano una dieta a maggior contenuto di carboidrati, per contro, hanno fatto registrare un calo dei trigliceridi del 7 per cento soltanto.
«Il bello degli avocado», aggiunge il dottor Garg, «è che contengono una percentuale molto alta di grassi monoinsaturi». In una dieta da 2000 calorie al giorno, in cui si consiglia di consumare 33 grammi di grassi, ben 20 grammi possono venire da un solo avocado.

Una mano contro il colesterolo

I diabetici non sono gli unici a poter trarre vantaggio dal consumo di qualche avocado in più: l'acido oleico contenuto in questi frutti può contribuire infatti a ridurre il colesterolo.
In un piccolo studio condotto in Messico, dove il *guacamole* è uno degli alimenti base, sono stati confrontati gli effetti di due diete a basso tenore di grassi che si differenziavano soltanto per il fatto che una delle due prevedeva l'avocado e l'altra no. Entrambi i regimi alimentari hanno portato a una riduzione del livello del colesterolo LDL (quello pericoloso), ma solo quello comprendente avocado ha provocato anche un aumento delle lipoproteine ad alta densità (colesterolo HDL o «buono») e un leggero calo dei trigliceridi.
Gli avocado contribuiscono a ridurre la colesterolemia anche per il notevole apporto di fibra alimentare, aggiunge il dottor Garg, e la fibra aumenta la massa delle feci, facendo sì che vengano evacuate più velocemente, insieme al colesterolo in esse contenuto. Un solo avocado contiene più fibra di un panino integrale: 10 grammi, pari al 40 per cento del fabbisogno giornaliero.
Abbassando il colesterolo, una dieta ad alto contenuto di fibra aiuta a prevenire l'ipertensione e le malattie cardiache, oltre che a ridurre il rischio di certi tumori, in particolare quello del colon..

Il frutto che fa bene al cuore

Sebbene quando si parla di potassio il pensiero corra immediatamente alle banane, anche gli avocado ne contengono una dose tutt'altro che trascurabile: mezzo avocado fornisce 548 milligrammi di potassio, pari al 16 per cento del fabbisogno giornaliero e al 15 per cento in più di quello contenuto in una banana di medie dimensioni.
È dimostrato che coloro che consumano molti alimenti ricchi di potassio tipo gli avocado hanno un rischio molto minore di ipertensione e patologie correlate, quali attacchi cardiaci e ictus.

«Il potassio non è mai troppo», afferma David B. Young, professore di fisiologia e biofisica allo University of Mississippi Medical Center di Jackson, «e anche una piccola dose in più può fare molta differenza.» Gli avocado sono inoltre una buona fonte di magnesio, altro minerale noto per la capacità di tenere sotto controllo la pressione sanguigna. Mezzo avocado contiene circa 35 milligrammi di magnesio, pari al 9 per cento del fabbisogno giornaliero.

Un tesoro di acido folico

L'avocado è probabilmente uno dei frutti più indicati quando si mangia per due, soprattutto per l'apporto di acido folico, nutriente che aiuta a prevenire gravi difetti congeniti del cervello e del midollo spinale. Per le molte donne che non assumono abbastanza acido folico con la dieta, l'avocado può rivelarsi prezioso: mezzo frutto ne contiene 57 microgrammi, pari al 14 per cento del fabbisogno giornaliero.

Le future mamme non sono le uniche a cui il *guacamole* può fare bene, comunque: tutti hanno bisogno di acido folico, che è indispensabile per il buon funzionamento del sistema nervoso e contribuisce a combattere le cardiopatie.

BANANE
Un concentrato di potassio

La banana, forse per via della proverbiale infida buccia, si presta al ridicolo. Eppure, sotto la buccia gialla si nasconde un frutto da prendere molto sul serio: è dimostrato infatti che la banana ha effetti straordinari sulla salute, contribuendo a prevenire patologie che vanno da attacchi cardiaci e ictus a ipertensione e infezioni. Le banane possono aiutare addirittura a guarire l'ulcera.
In ogni caso il consumo di banane negli Stati Uniti è piuttosto alto: 12 chili a testa all'anno.

Banane per il cuore

Se in questi ultimi anni ogni volta che vi siete fatti misurare la pressione avete visto salire a poco a poco la lancetta dello sfigmomanometro, forse è giunto il momento di prendervi una bella vacanza ai tropici dove, se sole e mare non basteranno a farvi scendere la pressione, senza dubbio ci riusciranno le banane.
Le banane sono una delle migliori fonti di potassio esistenti in natura: ne contengono 396 milligrammi l'una, pari all'11 per cento del fabbisogno giornaliero. Innumerevoli studi dimostrano che coloro che consumano cibi ricchi di questo minerale essenziale hanno un rischio significativamente inferiore alla media di ipertensione e malattie correlate, quali attacchi cardiaci e ictus.
Anche se soffrite già di pressione alta, mangiando molte banane dovreste riuscire a ridurre o addirittura ad eliminare la necessità di farmaci antipertensivi, sostengono alcuni ricercatori dell'Università di Napoli. Secondo gli scienziati, uno dei meccanismi grazie ai quali le banane tengono bassi i livelli pressori consiste nell'impedire alla placca aterosclerotica di aderire alle pareti arteriose. Questo è reso possibile dal fatto che le banane impediscono l'ossidazione del colesterolo «cattivo» LDL, processo che normalmente ne favorisce l'accumulo, e in tal modo proteggono dall'aterosclerosi, o indurimento delle arterie, altro fattore che causa pressione alta, attacchi cardiaci e ictus.

Il bello è che per ottenere questi effetti benefici non è necessario mangiare quantità industriali di banane, afferma David B. Young, professore di fisiologia e biofisica allo University of Mississippi Medical Center di Jackson: ne bastano da tre a sei porzioni.
Inoltre alcuni ricercatori della University of California di San Diego e della University of Cambridge School of Medicine in Inghilterra hanno accertato che anche una sola porzione di alimenti ricchi di potassio come le banane può ridurre fino al 40 per cento il rischio di ictus.
«È dimostrato che è possibile ottenere effetti significativi con cambiamenti relativamente modesti delle abitudini alimentari», dichiara il dottor Young. «Il mio consiglio è applicare agli alimenti ricchi di potassio il detto riservato di solito ai soldi e all'amore: non bastano mai.»

Sollievo per lo stomaco

Saranno necessari ulteriori studi per confermarlo, ma sembra che le banane possano sostituire nell'armadietto delle medicine gli antiacidi con cui si alleviano i sintomi del bruciore di stomaco e dell'indigestione. Gli esperti non sanno perché, ma pare proprio che le banane fungano da antiacidi naturali.
Inoltre le banane possono essere utili per prevenire e trattare le ulcere gastriche. «Alcuni studi sono giunti alla conclusione che le banane possono svolgere una funzione protettiva nei confronti dell'ulcera», spiega il dottor William Ruderman, gastroenterologo che esercita privatamente a Orlando, in Florida. «Ma occorreranno ulteriori ricerche per confermarlo.»
Gli scienziati ipotizzano che le banane proteggano lo stomaco in due modi. Prima di tutto grazie a una sostanza, detta inibitore delle proteasi, che sembra in grado di neutralizzare i batteri nocivi che provocano l'ulcera prima che entrino in azione. In secondo luogo, le banane sembrano stimolare la produzione di muco, cioè dello strato protettivo che impedisce agli acidi forti di entrare in contatto con la delicata mucosa dello stomaco.

Un frutto riequilibrante

Dopo un attacco di diarrea, è importante ripristinare le riserve di liquidi e nutrienti indispensabili che sono andati perduti. E il frutto ideale da questo punto di vista è una banana, dice il dottor Ruderman, spiegando che «le banane costituiscono una buona fonte di elettroliti, come il potassio, che vanno perduti quando l'organismo si disidrata». Gli elettroliti sono minerali che nell'organismo si trasformano in ioni, cioè in particelle dotate di carica elettrica, e partecipano a quasi tutti i fenomeni organici, dalla contrazione muscolare alla regolazione dell'equilibrio dei liquidi e del bat-

tito cardiaco.
Inoltre le banane contengono pectina, una fibra solubile che agisce come una spugna nell'apparato digerente, assorbendo i liquidi e fermando la diarrea.

Una prevenzione forte

Le banane danno qualcosa di più di un semplice sollievo in alcune malattie, perché sono ricche di sostanze nutrienti capaci di potenziare le difese immunitarie e forse addirittura di prevenire i problemi prima ancora che si manifestino.
Una banana contiene 0,6 milligrammi, pari al 30 per cento del fabbisogno giornaliero, di vitamina B6, indispensabile per far funzionare al meglio il sistema nervoso, il sangue e il sistema immunitario.
Una banana contiene inoltre 9 milligrammi, pari al 15 per cento del fabbisogno giornaliero, di vitamina C, efficace contro le infezioni, e 19 microgrammi, corrispondenti al 5 per cento del fabbisogno giornaliero, di acido folico, altra sostanza indispensabile per una normale crescita dei tessuti e probabilmente protettiva nei confronti di tumori, malattie cardiache e difetti congeniti.

Qualche suggerimento

Allargate gli orizzonti. Se le banane non vi piacciono tanto da mangiarle per merenda, ci sono molti modi per consumarle. Nei paesi caraibici e nell'America Centrale e Meridionale, per esempio, spesso vengono aggiunte ai piatti più comuni, dal polpettone di carne allo stufato. Grazie al loro sapore dolciastro, non molto spiccato, le banane si adattano praticamente a qualsiasi ricetta.
Compratele in quantità. Uno dei motivi per cui certa gente mangia poche banane è che maturano in poco tempo e facilmente diventano troppo molli. Ecco un trucco per conservarle più a lungo: se vi sembra che stiano maturando troppo in fretta, mettetele nel frigorifero. Il processo di maturazione si interromperà e, anche se la buccia diventa nera, il frutto all'interno resterà comunque fresco e saporito.

BARBABIETOLE

Una vita migliore con il bortsch

Quando si parla di alimentazione sana, è raro che vengano in mente piatti provenienti dalla Russia.
E non c'è da stupirsi, in effetti, perché abbinamenti come cavolo e patate conditi con il burro e annaffiati con dosi generose di vodka difficilmente fanno pensare all'alta cucina, tantomeno a un'alimentazione sana.
Eppure esiste un piatto tradizionale russo che merita un po' di attenzione: il bortsch. Servita calda o fredda, questa minestra rossa e dolciastra a base di barbabietole fresche abbonda di nutrienti capaci di prevenire i difetti congeniti, di far funzionare meglio il sangue e forse anche di tenere lontani i tumori.

Bandiera rossa contro il cancro

Nella medicina popolare sono moltissimi i riferimenti alle proprietà antitumorali di barbabietole e succo di barbabietole e, sebbene occorrano ulteriori ricerche per dimostrarlo definitivamente, molti scienziati sospettano che la sostanza che conferisce a queste radici il colore rosso vivo - la betacianina - sia anche molto efficace contro il cancro.
«Il succo di barbabietola viene usato in Europa per curare il cancro», afferma Eleonore Blaurock-Busch, presidente della Trace Minerals International di Boulder, Colorado. «È possibile che il pigmento delle barbabietole abbia proprietà antitumorali.»
In uno dei pochi studi sull'efficacia delle barbabietole contro il cancro, i ricercatori hanno confrontato l'effetto di succo di barbabietole e di altre verdure e frutti su alcune comuni sostanze cancerogene. Rispetto ad altri succhi presi in esame, quello delle barbabietole è risultato uno dei più efficaci nel bloccare le mutazioni cellulari che normalmente portano al cancro.
«Dal punto di vista delle proprietà antitumorali, le barbabietole sono meno studiate di altre verdure, ad esempio i broccoli», fa presente la dottoressa Blaurock-Busch, «ma i motivi per includerle nella dieta non mancano. Oltre a tutto, sono molto nutrienti. E poi sono buone.»

Una fonte di acido folico

Se c'è un nutriente di cui le donne sono spesso carenti, è l'acido folico, una vitamina del gruppo B. Le donne non consumano abbastanza lenticchie, spinaci o altri alimenti ricchi di acido folico per arrivare a coprire il fabbisogno giornaliero di 400 microgrammi, mentre l'assunzione del livello giornaliero raccomandato di acido folico è indispensabile per garantire un normale sviluppo tissutale e probabilmente anche per prevenire le malattie cardiache e alcuni tumori. Inoltre i medici hanno scoperto che l'acido folico è assolutamente necessario in gravidanza, perché contribuisce a prevenire i difetti congeniti.

Mezza tazza di barbabietole bollite e tagliate a fette contiene 45 microgrammi di acido folico, pari a circa l'11 per cento del fabbisogno giornaliero.

Aumentare le riserve di ferro

Per quanto riguarda l'apporto di ferro, le barbabietole non possono competere con la carne magra di manzo, ma se fate parte dei milioni di persone che cercano di ridurre o eliminare del tutto la carne dalla propria tavola, un buon modo per assicurarsi il giusto livello di minerali sono le barbabietole.

«Molti vegetariani ricavano il ferro di cui hanno bisogno dalle barbabietole», dice la dottoressa Blaurock-Busch. Una tazza di barbabietole bollite e tagliate a fette contiene 1 milligrammo di ferro, pari a circa il 6 per cento della quantità giornaliera raccomandata (RDA) per le donne e il 10 per cento della RDA per gli uomini.

Pur non contenendo una grande quantità di ferro, le barbabietole sono ricche di vitamina C - 9 milligrammi in una porzione di 1 tazza, pari al 15 per cento del fabbisogno giornaliero. Questo è salutare da due punti di vista: prima di tutto perché aiuta l'organismo ad assorbire più ferro del normale e in secondo luogo perché la vitamina C fa bene di per sé. Essendo antiossidante, la vitamina C raccoglie i radicali liberi, cioè quelle molecole nocive per le cellule alla cui presenza sono stati ricondotti alcuni tumori, malattie cardiache e varie altre patologie.

Qualche suggerimento

Cuocetele poco. È dimostrato che il calore diminuisce l'effetto antitumorale delle barbabietole per cui, se volete trarne il massimo giovamento, cuocetele poco.

Provatele in scatola. Una delle virtù delle barbabietole è che sono quasi altrettanto nutrienti in scatola che appena raccolte, e se ne possono quindi sfruttare i benefici effetti anche fuori stagione.

BROCCOLI

Il meglio delle Crocifere

Chiedete agli esperti quale verdura comprerebbero con lo scopo specifico di prevenire il cancro, e vi risponderanno i broccoli.
È difficile sopravvalutare le virtù curative di questi rappresentanti saporiti e croccanti della famiglia delle Crocifere [crescione, rafano, ravanello, cavolo, cavolini di Bruxelles, ecc.] dalla dimostrata capacità di prevenire numerose gravi patologie, tra cui malattie cardiache e tumori.

Doppia protezione contro il cancro

La straordinaria efficacia antitumorale dei broccoli è dovuta in parte al fatto che contengono non una, ma due sostanze diverse - indolo-3-carbinolo (abbreviato I3C) e isotiocianato di sulforafene (o semplicemente sulforafene) - che contribuiscono a neutralizzare le sostanze cancerogene prima che abbiano la possibilità di causare danni.
L'I3C, che si trova anche nei cavoli e nei cavolini di Bruxelles, è particolarmente efficace contro il tumore della mammella. In laboratorio si è dimostrato capace di ridurre i livelli degli estrogeni nocivi che favoriscono la degenerazione tumorale delle cellule ormonosensibili, quali ad esempio le cellule del seno.
Mentre l'I3C è attivo contro i tumori ormonodipendenti, il sulforafene protegge su un altro fronte stimolando la produzione di enzimi anticancro, spiega Thomas Kensler, professore al dipartimento di scienze mediche ambientali della School of Public Health presso la Johns Hopkins University di Baltimora.
In uno studio molto innovativo, il dottor Kensler e i suoi colleghi della Jonhs Hopkins University hanno esposto 145 cavie a una potente sostanza cancerogena. Venticinque non avevano ricevuto alcun trattamento particolare, mentre alle rimanenti erano state somministrate alte dosi di sulforafene. Dopo 50 giorni, il 68 per cento degli animali non protetti aveva sviluppato tumori della mammella, rispetto al 26 per cento soltanto del gruppo trattato con sulforafene.
Non è il caso di stupirsi quindi se i ricercatori collocano i broccoli in testa

alla graduatoria delle superstar nutrizionali. «Sappiamo che chi mangia molte Crocifere, ad esempio broccoli, risulta protetto da tutte le forme tumorali», afferma il dottor Jon Michnovicz, presidente della Foundation for Preventive Oncology e dello Institute for Hormone Research, entrambi a New York. I broccoli e le altre Crocifere sono particolarmente utili per prevenire tumori del colon, della mammella e della prostata, aggiunge il dottor Michnovicz.

Per non parlare del betacarotene

Se molte delle ricerche più recenti riguardano sostanze «esotiche» come il sulforafene, i broccoli sono anche molto ricchi di nutrienti più comuni, ma comunque potenti, quali il betacarotene. Questo pigmento, che l'organismo trasforma in vitamina A, appartiene alla famiglia degli antiossidanti, aiuta cioè a prevenire le malattie eliminando le pericolose molecole di ossigeno che si accumulano naturalmente nell'organismo e danneggiano le cellule. La presenza di alti livelli di betacarotene è legata a una minore incidenza di attacchi cardiaci, tumori e cataratta.
I broccoli sono un'ottima fonte di betacarotene, poiché ne contengono circa 0,7 milligrammi per ogni porzione da mezza tazza, equivalenti al 7-12 per cento della quantità giornaliera raccomandata.

Gioco di squadra

Non per nulla abbiamo definito i broccoli «il meglio delle Crocifere»: oltre a betacarotene, sulforafene e I3C, contengono una vasta gamma di altri nutrienti capaci di tenere lontane una serie di patologie che vanno dalle malattie cardiache all'osteoporosi.
Basta mezza tazza di broccoli cotti per coprire quasi il 100 per cento del fabbisogno giornaliero di vitamina C, che in vari studi si è dimostrata in grado di potenziare le difese immunitarie e combattere malattie come cardiopatie e tumori.
I broccoli sono anche una delle verdure più indicate per le donne: rappresentano un'ottima fonte di calcio, con 72 milligrammi di calcio per tazza di verdura cotta, pari a circa un quarto del quantitativo che si trova in un bicchiere di latte scremato da 250 cc circa. È noto che il calcio è il nutriente più importante in assoluto per prevenire l'osteoporosi (la rarefazione e l'indebolimento delle ossa tipico delle persone anziane, soprattutto donne).
I broccoli sono anche ricchi di acido folico, vitamina indispensabile per un normale sviluppo dei tessuti e che, secondo numerosi studi, protegge dal cancro, dalle malattie cardiache e dai difetti congeniti. Le donne, soprat-

tutto se prendono la pillola anticoncezionale, spesso presentano carenze di questo nutriente essenziale.

Infine, se vi preoccupa la regolarità intestinale, fate il pieno di broccoli: mezza tazza di broccoli contiene 2 grammi di fibra, notoriamente efficace contro la stipsi, le emorroidi, il tumore del colon, il diabete, l'ipercolesterolemia, le malattie cardiache e l'obesità.

Non è ancora stato stabilito quale sia la dose di broccoli necessaria per ottenere i massimi benefici, ma il dottor Kensler consiglia di mangiare almeno cinque porzioni di frutta e verdura al giorno e, in particolare, di non perdere occasioni per consumare questa crocifera.

Qualche suggerimento

Meglio cotti, ma non troppo. Mentre una cottura a bassa temperatura contribuisce al rilascio di alcune delle sostanze protettive contenute nei broccoli, surriscaldandoli se ne distruggono altre. «I carotenoidi tipo il betacarotene resistono al calore, ma gli indoli come l'I3C sono termolabili», spiega il dottor Michnovicz. «L'ideale per i broccoli è una leggera cottura al vapore, come pure la cottura in forno a microonde.»

Comprate i più scuri. Noterete al supermercato che a volte i broccoli sono così scuri da sembrare quasi viola. È un bene: il colore scuro significa che contengono più betacarotene, sostengono gli esperti. Se sono ingialliti, invece, evitateli, perché vuol dire che sono vecchi e stanno perdendo il loro valore nutrizionale.

Conservare al fresco. I broccoli hanno un maggior valore nutrizionale se conservati al freddo; con le dovute precauzioni, durano almeno quattro giorni. Surgelati, naturalmente, durano di più, e contengono praticamente la stessa quantità di nutrienti di quelli freschi.

Carote

Fanno bene alla vista, ma non solo

Fin da bambini tutti abbiamo sentito dire che le carote fanno bene alla vista, ma solo adesso i ricercatori cominciano a vedere sotto una luce completamente diversa questo luogo comune della tradizione popolare.
Il potenziale terapeutico delle carote non si esercita solo sulla vista: le carote contengono infatti una vasta gamma di sostanze che possono essere utili per prevenire alcuni tumori, per abbassare il colesterolo e per evitare gli attacchi cardiaci.

Carote = carotene

La stessa sostanza che conferisce alle carote il loro bel colore arancione ne determina anche gran parte delle proprietà salutari. Le carote sono ricche di betacarotene, un antiossidante che combatte i radicali liberi, ovvero quelle molecole instabili presenti nel corpo che possono causare patologie che vanno dalle malattie cardiache e dai tumori alla degenerazione maculare, principale causa di perdita della vista negli anziani.
Secondo i ricercatori, più antiossidanti si assumono con l'alimentazione, minore sarà il rischio di morire di cancro. In uno studio che ha interessato 1556 uomini di mezza età, i ricercatori della University of Texas School of Public Health di Houston e del Rush-Presbyterian-St.Luke's Medical Center di Chicago e della Northwestern University Medical School, sempre a Chicago, hanno scoperto che per coloro che seguono diete con alti dosaggi di betacarotene e vitamina C il rischio di morire di cancro è del 37 per cento inferiore a quello di coloro che ne assumono dosaggi più bassi.
Anche senza l'aggiunta della vitamina C, il betacarotene è molto efficace. Dai grandi studi epidemiologici risulta che chi ha bassi livelli di carotene è maggiormente predisposto all'insorgenza di alcuni tumori, soprattutto del polmone e dello stomaco. Inoltre pare che consumando quantità elevate di carote e altri frutti e ortaggi ricchi di betacarotene e sostanze analoghe si riduca il rischio di cardiopatie.
«Mezza tazza di carote cotte contiene 12 milligrammi di betacarotene, cioè circa il doppio della dose minima necessaria per sentirne i benefici», affer-

ma Paul Lachance, professore di nutrizione e presidente del dipartimento di scienze alimentari presso la Rutgers University di New Brunswick, nel New Jersey.
Non è solo il betacarotene a conferire queste proprietà protettive alle carote, che contengono un secondo antiossidante, l'alfacarotene, anch'esso apparentemente dotato della capacità di combattere il cancro. Da uno studio condotto presso il National Cancer Institute di Bethesda, Maryland, è emerso che la frequenza dei tumori del polmone è più alta negli uomini con un apporto basso di alfacarotene rispetto a quelli che ne assumono di più.

Per vederci meglio

Il betacarotene delle carote svolge una doppia funzione nell'organismo: si trasforma in vitamina A e contribuisce a migliorare la vista. L'effetto sugli occhi è talmente noto che durante la Seconda Guerra Mondiale alcuni ricercatori inglesi intrapresero la coltivazione di carote con un tenore particolarmente elevato di betacarotene per i piloti che volavano di notte.
La vitamina A fa bene alla vista perché forma il pigmento di colore rosso di cui l'occhio ha bisogno per la visione notturna. Questo pigmento, che si chiama rodopsina, si trova nell'area fotosensibile della retina. Più vitamina A si assume, maggiore sarà la quantità di rodopsina che l'organismo riuscirà a produrre. Per converso, la carenza di vitamina A può provocare la cecità notturna, un disturbo per cui si fa fatica per esempio a guidare in condizioni di scarsa illuminazione o a trovare un posto a sedere in un cinema buio. Le vere carenze di vitamina A, tuttavia, negli Stati Uniti sono rare.

Qualche suggerimento

Aggiungete un po' di grassi. Il betacarotene ha bisogno di una piccola dose di grassi per attraversare la parete intestinale ed entrare in circolazione, spiega John Erdman, direttore della divisione di scienze nutrizionali della University of Illinois a Urbana. La prossima volta che servite carote crude, quindi, abbiate l'accortezza di condirle con un po' d'olio.
Meglio cotte. Mentre molti alimenti sono più nutrienti crudi che cotti, le carote sono migliori cotte per il fatto che contengono molta fibra alimentare (oltre 2 grammi per carota) che intrappola il betacarotene, spiega il dottor Erdman. «C'è parecchio carotene nella fibra, ma è difficile estrarlo», aggiunge. Con una breve cottura il betacarotene si libera dalle cellule fibrose e diventa più facilmente assimilabile da parte dell'organismo.
Non buttate via i nutrienti. Un problema nel cuocere le carote è che parte

dei nutrienti finiscono nell'acqua, avverte la dietologa Carol Boushey, assistente di alimentazione e nutrizione alla Southern Illinois University di Carbondale. Per sfruttare tutti i nutrienti anziché buttarli via con l'acqua di cottura, provate a riutilizzarla per un sugo o per esempio per ammorbidire il purè di patate.

Provate il succo. Un altro modo per ricavare tutto il betacarotene possibile dalle carote è berle sotto forma di succo. Nella centrifuga, le fibre si spezzano e il betacarotene si libera, dice il dottor Erdman.

Assaggiate le mini. Non a tutti piacciono la consistenza e a volte il sapore leggermente amaro delle carote grosse. Una buona alternativa in questo caso sono le mini carote, più facili da mangiare perché più tenere, dice la dottoressa Boushey.

Pulitele con cura. Se comprate un mazzo di carote con le foglie, abbiate l'accortezza di staccarle prima di metterle in frigo, altrimenti il bel ciuffo di foglie verdi, come un vampiro, succhierà tutte le vitamine e l'umidità prima che voi mangiate la radice.

Cavolfiore

Un cavaliere bianco lancia in resta contro il cancro

Mark Twain una volta definì il cavolfiore «un cavolo con la laurea»: un po' più raffinato, forse, ma essenzialmente la stessa umile verdura. Quel che il grande scrittore americano non sapeva è quanto ci può essere prezioso il cavolfiore nella ricerca dell'equilibrio nutrizionale. (Se l'avessero saputo, Huckleberry Finn e Jim probabilmente avrebbero passato il tempo a mangiare cavolfiore crudo, anziché pesce gatto fritto.) Come altri rappresentanti della famiglia delle crocifere, il cavolfiore è molto ricco di nutrienti capaci di muovere guerra a numerose malattie, compresi i tumori.

Straordinari ciuffi bianchi

Sebbene di solito quando si parla di nutrizione sana i fratelli più scuri dei cavolfiori, i broccoli, destino molto più interesse, anche i cavolfiori hanno la loro buona dose di proprietà antitumorali, afferma il dottor Jon Michnovicz, presidente della Foundation for Preventive Oncology e dell'Institute for Hormone Research, entrambi a New York.

I ricercatori hanno scoperto due armi potenti nell'arsenale anticancro del cavolfiore: i fitonutrienti sulforafano e indolo-3-carbinolo o I3C. Queste due sostanze, presenti in tutte le Crocifere, sono probabilmente il motivo per cui dagli studi scientifici risulta sistematicamente che chi ha l'abitudine di mangiare Crocifere ha meno probabilità di ammalarsi di tumore.

In uno studio condotto alla Johns Hopkins University di Baltimora 145 cavie sono state esposte ad alte dosi di una potente sostanza cancerogena. Centoventi di esse hanno ricevuto inoltre alte dosi di sulforafano a scopo protettivo. Dopo 50 giorni, il 68 per cento degli animali non protetti aveva sviluppato tumori della mammella, contro il 26 per cento soltanto del gruppo trattato con sulforafene.

Il sulforafene induce un aumento della sintesi di quegli enzimi che eliminano le tossine dall'organismo prima che riescano a provocare danni alle cellule trasformandole in cellule tumorali, spiega il dottor Michnovicz.

L'altra sostanza antitumorale contenuta nel cavolfiore, l'I3C, funge da antiestrogeno, continua il dottor Michnovicz. In altre parole, riduce i livelli degli estrogeni nocivi che possono favorire lo sviluppo tumorale in cellule ormonosensibili quali ad esempio quelle della mammella e della prostata.

«Per questo, nonostante sia dimostrato che chi consuma Crocifere è protetto da tutti i tipi di tumore, questi ortaggi sono efficaci soprattutto contro i tumori del colon, della mammella e della prostata», conclude il dottor Michnovicz.

Potere immunitario

Oltre a proteggere dal cancro, il cavolfiore è ricco di vitamina C e di acido folico, due nutrienti ben noti per la capacità di stimolare le difese immunitarie.

Bastano tre cimette di cavolfiore crudo per fornire il 67 per cento del fabbisogno giornaliero di vitamina C, ovvero più di quanta se ne trovi in un mandarino o in un pompelmo. Aumentando il livello di assunzione di vitamina C e di altre vitamine antiossidanti come la E e il betacarotene, è possibile assicurarsi il buon funzionamento del sistema immunitario e prevenire numerose malattie, quali cardiopatie, tumori e cataratte.

Il cavolfiore contiene anche acido folico, che è importante perché la sua carenza è forse la più diffusa negli Stati Uniti. Tre cimette di cavolfiore crudo assicurano il 9 per cento del fabbisogno giornaliero di acido folico. Dal momento che fa bene al sangue, l'acido folico spesso viene consigliato per prevenire l'anemia. Inoltre è indispensabile per un normale accrescimento dei tessuti e, come spiegano i ricercatori, a lungo andare una sua carenza può preparare la strada a malattie come il tumore e le cardiopatie.

Qualche suggerimento

Attenzione al colore. Non comprate mai cavolfiori che abbiano macchie scure, che significano che non sono freschi.

Imparate ad apprezzarlo crudo. Per mantenere intatti i preziosi indoli, è bene tenere il cavolfiore lontano dal calore, consiglia il dottor Michnovicz. La cosa migliore è mangiarlo crudo o cotto velocemente a vapore, nel wok o nel forno a microonde. Il metodo meno indicato è la bollitura, durante la quale va perduta circa la metà degli indoli.

Cavoli (Famiglia)

Una spanna più in alto della media

Gli antichi guaritori romani credevano di poter curare il tumore al seno sfregandovi sopra una poltiglia di cavolo, pratica che fino a pochi anni fa gli scienziati moderni avrebbero bollato come ciarlataneria. Oggi non ne sono più tanto sicuri.

«È dimostrato che preparando un impacco di foglie di cavolo e applicandolo sul dorso di animali da laboratorio è possibile prevenire lo sviluppo di tumori», spiega il dottor Jon Michnovicz, presidente della Foundation for Preventive Oncology e dell'Institute for Hormone Research, entrambi a New York.

Ovviamente il modo migliore per assorbire le sostanze benefiche dei cavoli è mangiarli. Le numerose varietà del genere Brassica non solo combattono una serie di tumori, ma contengono una vasta gamma di nutrienti capaci, secondo i ricercatori, di tenere lontane le malattie cardiache, i disturbi digestivi e altre patologie.

Cavoli contro il cancro

Come altri rappresentanti della famiglia delle Crocifere, i cavoli contengono varie sostanze dalla dimostrata capacità di prevenire i tumori, efficaci in particolare contro quelli della mammella, della prostata e del colon.

Le sostanze cui i cavoli devono le loro virtù antitumorali sono soprattutto due: la prima, l'indolo-3-carbinolo o I3C, è particolarmente efficace contro i tumori della mammella. Si tratta di una sostanza dall'effetto antiestrogenico, che elimina cioè i pericolosi estrogeni la cui presenza è associata al carcinoma mammario.

In uno studio, a un gruppo di donne israeliane è stato somministrato circa un terzo di un cavolo al giorno per tre mesi. Dopo soltanto cinque giorni, i livelli di ormoni nocivi erano scesi in maniera significativa.

«In base alle mie ricerche», afferma il dottor Michnovicz, «non c'è dubbio che se somministrassimo I3C puro alle donne funzionerebbe. Ma da questo esperimento in particolare è risultato che nell'individuo medio lo stesso effetto si può ottenere consumando cavoli o altre verdure del genere

Brassica, per esempio i broccoli.»
Per una protezione ancora maggiore, provate a sostituire il cavolo normale con quello cinese, nel quale è stata riscontrata in laboratorio la presenza di una sostanza, detta brassinina, che pare efficace nel prevenire i tumori della mammella.
I cavoli contengono inoltre il sulforafene, che blocca il cancro aumentando la sintesi di enzimi antitumorali.
In uno studio innovativo condotto alla Johns Hopkins University di Baltimora 145 cavie sono state esposte a una potente sostanza cancerogena. Venticinque non avevano ricevuto alcun trattamento particolare, mentre alle rimanenti erano state somministrate alte dosi di sulforafene. Dopo 50 giorni, il 68 per cento degli animali non protetti aveva sviluppato tumori della mammella, rispetto al 26 per cento soltanto del gruppo trattato con sulforafene ad alte dosi.
Il sulforafene fa del cavolo un'arma particolarmente preziosa nella lotta contro il tumore del colon, aggiunge il dottor Michnovicz, perché aumenta i livelli intestinali di glutatione, un enzima che secondo gli esperti elimina le tossine dal corpo prima che abbiano la possibilità di provocare danni.
Mangiando regolarmente qualsiasi tipo di cavolo probabilmente è possibile ridurre il rischio di tumore, ma una delle varietà più efficaci è il cavolo verzotto, che contiene non solo I3C e sulforafene ma anche altri quattro fitonutrienti i cui nomi sembrano uno scioglilingua - betasistosterolo, feofitina-a, nonacosano e nonacosanone - che in numerosi studi si sono dimostrati molto efficaci contro varie sostanze potenzialmente cancerogene.

Protezione dai radicali liberi

Molto è già stato detto su antiossidanti quali le vitamine C ed E e il betacarotene, che aiutano a prevenire le malattie assorbendo le pericolose molecole di ossigeno, dette radicali liberi, che si accumulano spontaneamente nel corpo.
La famiglia dei cavoli è ricchissima di queste sostanze nutritive; in particolare il cavolo cinese e il verzotto sono ottime fonti di betacarotene, un nutriente che scarseggia in altre varietà. È dimostrato che un alto livello di betacarotene nel sangue è correlato a una minore incidenza di attacchi cardiaci, di certi tipi di tumore e di cataratta.
Oltre che di betacarotene, i cavoli sono ricchi di vitamina C, che potenzia le difese immunitarie, riduce la pressione arteriosa e combatte le malattie cardiache. Mezza tazza di cavolo cinese crudo contiene 16 milligrammi di vitamina C, pari al 27 per cento del fabbisogno giornaliero, mentre la stessa porzione di cavolo verzotto crudo ne fornisce 11 milligrammi, che corri-

spondono al 18 per cento del fabbisogno giornaliero.
Sia il cavolo cinese sia il verzotto contengono anche una dose discreta di acido folico: in mezza tazza se ne trovano circa 35 microgrammi, ossia il 9 per cento del fabbisogno giornaliero. L'acido folico serve per assicurare la normale crescita dei tessuti e secondo alcuni studi proteggerebbe anche dal cancro, dalle malattie cardiache e dai difetti congeniti. La ricerca ha dimostrato che le donne sono ad alto rischio di carenza di acido folico, soprattutto se prendono la pillola anticoncezionale.

Qualche suggerimento

Consumare preferibilmente crudo. Bollendo, il cavolo perde circa la metà degli indoli, dicono gli esperti. Per preservare il più possibile queste sostanze, è consigliabile mangiare il cavolo crudo, da solo o nell'insalata mista.
Apprezzare la varietà. Per approfittare delle virtù benefiche dei cavoli più volte la settimana senza stufarvi, assaggiate le numerose varietà: verde, rosso o verzotto, oppure cinese, il cavolo è sempre ricco di sostanze protettive e si può mangiare sia crudo in insalata, sia cotto nella minestra, oppure ripieno a piacere.
Fate provvista. Spesso si evita di fare provvista di verdura e frutta fresca perché va a male in fretta. Con i cavoli, niente paura: nel cassetto del frigorifero durano fino a 10 giorni e si possono consumare un po' alla volta senza nessun problema.

Cavolini di Bruxelles

Palline piene di sapore e di salute

Se c'è una verdura che molti preferirebbero trasferire direttamente dal proprio piatto alla ciotola del cane, sono i cavolini di Bruxelles. Al solo sentirli nominare, la maggior parte della gente arriccia il naso.
Eppure, da una decina d'anni a questa parte, il sapore dei cavolini di Bruxelles è migliorato e, soprattutto, gli scienziati hanno scoperto che fanno ancora più bene di quanto si pensasse.

Un gusto nuovo sul mercato

I cavolini di Bruxelles sono una varietà di Brassica in miniatura. Un tempo avevano un sapore forte e amaro, ma ultimamente sono cambiati, dice Steve Bontadelli, coltivatore di cavolini di Bruxelles a Santa Cruz, in California.
Il problema del sapore risale all'introduzione della raccolta automatizzata: per facilitare il lavoro delle macchine, furono selezionati nuovi ibridi che purtroppo, come ricorda Bontadelli, erano molto amari.
«Solo negli ultimi dieci anni circa gli ibridi sono stati a poco a poco modificati per ottenere cavolini di sapore più gradevole», spiega. «Oggi sono molto più dolci, più delicati.»
Quindi vi leccherete i baffi, anziché tapparvi il naso, la prossima volta che servirete in tavola queste salutari palline di foglie verdi. Oltre a tutto, a prescindere dal gusto, i cavolini di Bruxelles sono ricchissimi di sostanze che proteggono da malattie importanti come i tumori e le cardiopatie.

La fortissima squadra anticancro belga

Come altre Crocifere, i cavolini di Bruxelles contengono dosi elevate di fitonutrienti, cioè sostanze vegetali naturali che possono aiutare a prevenire il cancro e sono efficaci soprattutto contro forme diffuse quali il tumore della mammella e del colon.
Una delle sostanze protettive più importanti è il sulforafene, che provoca il rilascio di enzimi grazie ai quali le cellule si liberano dei residui tossici, riducendo il rischio di tumore, spiega il dottor Jon Michnovicz, presidente della Foundation for Preventive Oncology e dell'Institute for Hormone

Research, entrambi a New York.
In uno studio innovativo condotto alla Johns Hopkins University di Baltimora 145 cavie sono state esposte a una potente sostanza cancerogena detta DMBA. Venticinque non avevano ricevuto alcun trattamento particolare, mentre alle rimanenti erano state somministrate alte dosi di sulforafene. Dopo 50 giorni, il 68 per cento degli animali non protetti aveva sviluppato tumori della mammella, rispetto al 26 per cento soltanto del gruppo trattato con sulforafene.
I cavolini di Bruxelles contengono anche un altro fitonutriente protettivo, l'indolo-3-carbinolo o I3C, che ha un effetto antiestrogenico, contribuisce cioè a eliminare dall'organismo gli estrogeni pericolosi prima che inducano lo sviluppo di cellule tumorali. L'I3C stimola inoltre la produzione di alcuni enzimi che favoriscono l'eliminazione delle tossine cancerogene. «Gli indoli sono probabilmente molto utili contro i tumori del colon, della mammella e della prostata», afferma il dottor Michnovicz, «e gli studi epidemiologici dimostrano che possono conferire protezione anche nei confronti di altri tipi di tumore.»
In una ricerca condotta nei Paesi Bassi è stato riscontrato che coloro che mangiavano più di 300 grammi di questa verdura (circa 14 cavolini) al giorno per una settimana in media presentavano livelli di enzimi dalle proprietà antitumorali nel colon del 23 per cento più alti rispetto a coloro che non ne mangiavano.
In un altro esperimento cinque persone hanno mangiato più di 300 grammi di cavolini di Bruxelles al giorno per tre settimane, mentre altre cinque si astenevano dal consumo di questa e altre verdure simili: al termine dello studio il DNA dei mangiatori di cavolini risultava danneggiato in misura del 28 per cento inferiore rispetto all'altro gruppo. Secondo gli esperti si tratta di un risultato promettente perché, migliori sono le condizioni del DNA di una persona, migliori saranno le sue condizioni di salute.

Cavolini di Bruxelles per l'intestino

Oltre che di tutte queste sostanze «high-tech», i cavolini di Bruxelles sono ricchi di vitamine, minerali e nutrienti tradizionali che aiutano a prevenire il cancro, le malattie cardiache, l'ipercolesterolemia e una serie di altri problemi.
In testa alla classifica c'è la fibra alimentare. I cavolini di Bruxelles ne contengono parecchia, circa 3 grammi per porzione da mezza tazza: per ottenere la stessa quantità di fibra dal pane integrale, è necessario mangiarne più di due fette.
Una buona dose quotidiana di cavolini di Bruxelles quindi può aiutare ad

evitare tutti quei problemi di salute da cui ci si difende con una dieta ricca di fibre, quali stipsi, emorroidi e altri disturbi digestivi.
Mezza tazza di cavolini di Bruxelles fornisce un apporto di 48 milligrammi, pari a oltre l'80 per cento del fabbisogno giornaliero di vitamina C, che potenzia le difese immunitarie, e 47 microgrammi di acido folico, corrispondenti al 12 per cento circa del fabbisogno giornaliero. L'acido folico è indispensabile per una normale crescita dei tessuti e, secondo alcuni studi, protegge dal cancro, dalle malattie cardiache e dai difetti congeniti. Le donne, soprattutto quelle che prendono la pillola, spesso hanno livelli molto bassi di questa vitamina.

Qualche suggerimento

Cuoceteli a vapore. Benché durante la cottura alcuni nutrienti vadano perduti, crudi i cavolini di Bruxelles sono praticamente immangiabili. Una lieve cottura a vapore ne esalta le virtù curative, ma non cuoceteli troppo a lungo: se diventano molli, perdono troppa vitamina C e altri preziosi fitonutrienti. Inoltre, secondo il dottor Michnovicz, troppo cotti prendono un sapore amaro.

Cipolle e Famiglia
Le radici della buona salute

Scena: 1864, guerra civile americana. Le truppe dell'Unione sono decimate dalla dissenteria. Il generale Ulysses S. Grant manda un telegramma al ministero della Guerra per salvare i suoi uomini:
«Non muoverò il mio esercito senza cipolle!»
Il giorno dopo ne vengono spediti tre vagoni. Il resto è ormai entrato a far parte della storia.
Certo, sarebbe esagerato dire che dalle cipolle dipese l'esito della guerra tra il Nord e il Sud degli Stati Uniti e la scienza non ha ancora dimostrato che le cipolle guariscano la dissenteria, ma sappiamo ormai per certo che cipolle e simili - porri, scalogni, cipollotti e vari altri componenti della famiglia delle Gigliacee, cui appartiene anche l'aglio - contengono decine di sostanze che possono aver aiutato i soldati a difendersi anche da molte altre malattie gravi, tra cui tumori, ipertensione, cardiopatie, ipercolesterolemia e asma.
Quindi prendete una cipolla, un coltello affilato, un fazzoletto per piangere e cominciate a prepararvi la strada verso una salute migliore.

Cipolle e cuore
Che le cipolle facciano bene al cuore lo hanno dimostrato, alcuni anni fa, i grandi mangiatori di cipolle che parteciparono a un innovativo studio scientifico nei Paesi Bassi.
Nel corso di questo lavoro poi diventato famoso i ricercatori scoprirono che gli uomini che consumavano un quarto di tazza al giorno di cipolle, oltre a una mela e quattro tazze di tè, avevano un rischio di morire di un attacco cardiaco pari a un terzo rispetto agli uomini che consumavano quantità minori di questi alimenti.
Che cos'hanno di così importante le cipolle? Nascoste sotto la loro buccia sottile ci sono decine di sostanze che aiutano a ridurre il colesterolo, fluidificare il sangue e prevenire l'indurimento delle arterie, il che può fare molto per prevenire le cardiopatie.
Il primo gruppo di sostanze benefiche per il cuore contenute nelle cipolle

è costituito dai flavonoidi, sostanze vegetali che hanno notevoli proprietà antiossidanti, cioè aiutano a prevenire le malattie eliminando quelle molecole di ossigeno nocive, dette radicali liberi, che si accumulano spontaneamente nell'organismo.
In particolare uno dei flavonoidi delle cipolle, la quercetina, combatte le malattie cardiache in due modi: prima di tutto impedendo al colesterolo LDL di ossidarsi e quindi di aderire alla pareti delle arterie, e in secondo luogo impedendo alla piastrine del sangue di aggregarsi formando pericolosi coaguli.
Un secondo gruppo di sostanze protettive, che è anche quello che fa piangere gli occhi quando si tagliano le cipolle, è costituito dai composti solforati che, secondo gli esperti, aumentano il tasso di colesterolo buono o HDL impedendo alla placca di aderire alle pareti delle arterie e nello stesso tempo abbassano il livello dei pericolosi trigliceridi nel sangue; in questo modo il sangue risulta più fluido e la pressione rimane entro valori di sicurezza.
Non occorre rimpinzarsi di cipolle per assicurare al cuore il necessario apporto di sostanze protettive. Da più di uno studio risulta che per ottenere gli effetti benefici delle cipolle basta consumarne una di media misura al giorno, cotta o cruda.

Protezione dal cancro

Mangiate quello che vi pare, ma se state cercando di proteggervi dai tumori non lesinate sulle cipolle. È probabile infatti che esse svolgano un ruolo fondamentale nella profilassi antitumorale, soprattutto per quanto riguarda i tumori dell'apparato digerente, dicono gli esperti.
«Il flavonoide principale che si trova nelle cipolle, la quercetina, arresta lo sviluppo dei tumori del colon negli animali da esperimento», afferma Michael J. Wargovich, professore di medicina al M.D. Anderson Cancer Center della University of Texas di Houston. Questo significa che le cipolle hanno una duplice funzione nella prevenzione dei tumori, perché l'effetto della quercetina va ad aggiungersi a quello dei composti solforati, che anch'essi combattono il cancro, come precisa il dottor Wargovich.
In un grande studio olandese i ricercatori hanno esaminato la dieta di quasi 121.000 persone, uomini e donne. Maggiore la quantità di questi bulbi odorosi consumata giornalmente dai partecipanti allo studio, minore è risultato il rischio di tumore dello stomaco.
Gli scienziati sospettano che le cipolle prevengano il cancro non solo rallentando lo sviluppo tumorale, ma anche eliminando i batteri nocivi da cui il tumore dello stomaco prende avvio.

Cipolle e fiato (ma non cattivo)

L'aggiunta di qualche fetta di cipolla cruda su un hamburger di tacchino si farà ricordare per l'alito pesante che lascia, ma potrà servire a liberare le vie respiratorie di chi soffre di asma o altri disturbi respiratori.
«Nelle cipolle si trovano composti solforati che inibiscono la risposta allergica e infiammatoria caratteristica dell'asma», dice Eric Block, professore di chimica alla State University of New York ad Albany.
Nonostante siano necessarie ulteriori ricerche sulle proprietà antiasmatiche delle cipolle, l'effetto antinfiammatorio si può constatare anche da soli. Alla prossima puntura di insetto o piccola infiammazione cutanea, provate a sfregarvi sulla pelle una cipolla tagliata. Secondo il dottor Block, l'infiammazione dovrebbe attenuarsi.
Bastano un paio di porzioni di cipolle al giorno per tenere libere le vie respiratorie. «A differenza di altri alimenti per i quali è impensabile riuscire a mangiarne quantità sufficienti per ottenere l'effetto desiderato, con le cipolle è facilissimo», continua il dottor Block. «Se le cipolle piacciono, se ne possono - anzi, se ne devono - consumare quantità relativamente abbondanti.»

Duplici benefici

Che ci si sieda a tavola per migliorare le proprie condizioni di salute o semplicemente per gusto, non c'è motivo di limitarsi alle cipolle. Cipollotti, scalogni e altri rappresentanti della famiglia delle Gigliacee contengono tutti gli stessi flavonoidi e composti dello zolfo e anche qualche nutriente particolare che può aiutare a vincere le malattie e a potenziare le difese immunitarie.
I cipollotti, detti anche cipolle novelle, sono cipolle giovani, non ancora completamente sviluppate, ma hanno una concentrazione maggiore di nutrienti, soprattutto acido folico e vitamina C, rispetto alle piante adulte. Mezza tazza di cipollotti crudi tritati contiene 32 microgrammi, pari all'8 per cento del fabbisogno giornaliero di acido folico, nutriente essenziale per la normale crescita dei tessuti e che può prevenire tumori, malattie cardiache e difetti congeniti. Nella stessa mezza tazza troverete anche oltre 9 milligrammi (quasi il 16 per cento del fabbisogno giornaliero) di vitamina C, un nutriente antiossidante che potenzia le difese immunitarie e aiuta a liberare il corpo dalle molecole di ossigeno libero che danneggiano i tessuti.
Lo scalogno, altro esemplare in scala ridotta della stessa famiglia, assomiglia all'aglio perché è composto da spicchi ricoperti da una buccia di colore marrone rossiccio e ha un sapore intermedio tra aglio e cipolla.

Come di aglio, probabilmente nessuno ha voglia di mangiare una grande quantità di scalogno tutta in una volta, ma per fortuna non è necessario farlo: un cucchiaio da tavola di scalogno tritato contiene 600 unità internazionali di vitamina A, pari al 12 per cento del fabbisogno giornaliero. Questo nutriente essenziale rafforza le difese immunitarie e previene i problemi della vista legati all'invecchiamento, quali cataratta e cecità notturna.

Qualche suggerimento

Variate i colori. Per ricavare il massimo apporto nutrizionale dalla dose giornaliera di cipolle, gli esperti consigliano di assaggiarne vari tipi. Quelle rosse e gialle, insieme con lo scalogno, hanno la percentuale più alta di flavonoidi, mentre le cipolle bianche ne contengono meno.

Occhio all'alito. Se è per timore dell'alitosi che vi private dei benefici delle cipolle, ecco un accorgimento utile: mangiate qualche foglia di prezzemolo fresco per neutralizzare le sostanze solforose prima che si trasformino in un alito pestilenziale, oppure provate con uno spray di olio di semi di prezzemolo.

Sono in arrivo nuove varietà di cipolle. Se le cipolle vi piacciono, ma non tanto da mangiarne almeno mezza tazza al giorno, sappiate che gli scienziati stanno mettendo a punto nuovi ibridi con concentrazioni più alte di flavonoidi tipo la quercetina. Non si sa ancora quando arriveranno sul mercato, ma tenete d'occhio le vetrine dei negozi di frutta e verdura.

CRANBERRIES
Una salsa per tutte le stagioni

I *cranberries* (Vaccinium macrocarpon)[1] sono piccole bacche rosse, simili ai mirtilli, che negli Stati Uniti si raccolgono in autunno e si mangiano quasi unicamente sotto forma di salsa che accompagna il tacchino della festa del Ringraziamento alla fine di novembre, per poi essere dimenticati fino all'anno successivo.
Ed è un peccato, perché gli umili *cranberries* contengono un buon numero di sostanze promettenti contro i tumori e le cardiopatie. Per fortuna il succo di *cranberries* ha finalmente ottenuto il riconoscimento della comunità scientifica per il ruolo tradizionalmente svolto nel trattamento delle infezioni urinarie.

Un alleato contro il cancro

Insieme a lamponi, fragole e more, i *cranberries* sono una buona fonte di acido ellagico o gallogene, un antiossidante che ha suscitato molte speranze tra i ricercatori in campo oncologico.
Nei test di laboratorio, infatti, l'acido ellagico si è dimostrato capace di prevenire le mutazioni del DNA, il materiale genetico che dà alle cellule le istruzioni indispensabili per il loro funzionamento. L'acido ellagico inoltre neutralizza varie sostanze cancerogene e contribuisce a impedire ai tumori di crescere.
Un aspetto particolarmente interessante di questa sostanza è la sua apparente capacità di combattere le sostanze cancerogene sia prima che entrino in azione sia successivamente. «L'acido ellagico ha un effetto antinduttivo, inibisce cioè il danno genetico che dà inizio al processo tumorale», spiega Gary D. Stoner, direttore del programma di chemioprevenzione dei tumori presso l'Ohio State University Comprehensive Cancer Center di Columbus. Anche dopo che una sostanza cancerogena è stata introdotta nelle cellule, spiega, l'acido ellagico riesce a impedire alle cellule stesse di degenerare.

---

1. In Italia questo frutto non è conosciuto. Alcuni dizionari propongono la traduzione "mirtillo palustre", mentre il Cambridge Italian Dictionary quella di "mortella di palude" *(n.d.c.)*

L'acido ellagico puro, ossia nella forma in cui viene usato negli studi di laboratorio, non entra facilmente nella circolazione sanguigna; in base ai risultati ottenuti dal dottor Stoner sembra che venga invece assorbito meglio nella forma naturale in cui si presenta negli alimenti, una buona notizia per chi apprezza i *cranberries* tutto l'anno.

La forza dei flavonoidi

L'effetto benefico dei *cranberries* è in parte dovuto all'alto contenuto di flavonoidi, pigmenti vegetali che danno il colore giallo e rosso a frutta e verdura e che sono dotati di forti proprietà antiossidanti, contribuiscono cioè a limitare i danni causati dai radicali liberi, le pericolose molecole di ossigeno che possono provocare tumori, malattie cardiache e altri gravi disturbi.
I *cranberries* contengono due flavonoidi potenti, quercetina e myricetina. Le varietà di colore più scuro («Stevens», «Early Black» e «Ben Lear») contengono anche una terza sostanza, detta kaempferolo, che come le precedenti ha dimostrato in vari studi la capacità di bloccare le alterazioni genetiche che possono portare al cancro.
Un altro vantaggio è dato dal fatto che i flavonoidi in generale e la quercetina in particolare probabilmente svolgono una funzione preventiva nei confronti delle malattie delle arterie, forse perché le loro proprietà antiossidanti contribuiscono a prevenire i danni al rivestimento interno dei vasi sanguigni.
Da studi con casistiche molto ampie svolti in Finlandia, nei Paesi Bassi e nel Regno Unito è emerso che il rischio di malattia coronarica è massimo tra coloro che hanno un apporto minimo di flavonoidi. In uno studio in particolare cui hanno partecipato uomini di mezza età nella città olandese di Zutphen, quelli che mangiavano molta frutta e verdura - e di conseguenza avevano un alto apporto di flavonoidi - presentavano un rischio di ictus del 73 per cento inferiore rispetto a coloro che consumavano quantità più limitate di frutta e verdura.

Un rimedio per i disturbi urinari

Da sempre madri, nonne e alcuni medici illuminati hanno consigliato il succo di *cranberries* per eliminare le infezioni delle vie urinarie. Adesso anche gli scienziati si aggiungono al coro. Da uno studio condotto nel 1994 dalla Harvard Medical School su donne anziane è risultato che quelle che bevevano circa 300 cc al giorno di succo di *cranberries* per sei mesi avevano una quantità di batteri decisamente minore nell'urina e una probabilità di contrarre infezioni quasi il 60 per cento più bassa rispetto a quelle che bevevano un surrogato non contenente *cranberries*.

Come se non bastasse, tra le donne che già soffrivano di infezione, quelle che bevevano succo di *cranberries* avevano il 75 per cento di probabilità di guarire in più.

Si è creduto a lungo che aumentando l'acidità dell'urina, i batteri facessero più fatica a moltiplicarsi e che fosse questa la ragione per cui il succo di *cranberries* aveva un effetto preventivo nei confronti delle infezioni delle vie urinarie. In base a un ragionamento analogo, i medici talvolta consigliavano alte dosi di vitamina C, fino a 1000 milligrammi al giorno, ai pazienti affetti da infezioni della vescica o dell'apparato urinario.

Secondo il dottor Mark Monane, un ricercatore della Harvard Medical School che ha partecipato allo studio, non era l'acidità dei *cranberries* a ridurre la proliferazione batterica, bensì la presenza di due sostanze - il fruttosio e una seconda molecola per il momento non identificata - che impedivano ai batteri di aderire alla mucosa della vescica e dell'uretra.

Per inciso, alcuni ricercatori israeliani hanno scoperto che il succo di mirtilli - frutti molto simili ai *cranberries* - produce lo stesso effetto.

Nel suo libro *Dottore, cosa dovrei mangiare?* [Mondadori, 1995] la dottoressa Isadore Rosenfeld, docente di clinica medica al New York Hospital-Cornell Medical Center di New York, consiglia alle donne affette da infezioni urinarie di bere due bicchieri da 250 cc circa di succo di *cranberries* al giorno, oltre a prendere gli eventuali antibiotici prescritti dal medico. Per le donne predisposte alle infezioni e interessate e prevenirle, un bicchiere al giorno dovrebbe essere sufficiente a evitare qualsiasi disturbo.

Qualche suggerimento

Ottimo il frullato. Dal momento che crudi i *cranberries* hanno una concentrazione di sostanze curative decisamente maggiore, provate a preparare un frullato con circa mezzo chilo di *cranberries*, due mele e una grossa arancia. Tritateli grossolanamente, aggiungete miele o zucchero a piacere, refrigerate per un paio d'ore e servite.

Bene anche il succo. Dal momento che crudi i *cranberries* sono piuttosto duri e acidi, difficilmente li mangerete così come sono ma, per assicurarvi tutti i vantaggi nutrizionali, potete berne il succo.

In commercio sono disponibili succhi molto ricchi di vitamina C, tanto che un bicchiere può bastare a coprire il fabbisogno giornaliero. Purtroppo, però, coprono anche il fabbisogno giornaliero di zucchero, essendo costituiti da succo al 30 per cento soltanto.

In alternativa ai succhi in vendita nei supermercati, provate quelli dei negozi di alimenti dietetici, puri o sotto forma di estratto concentrato con cui preparare bibite fredde o infusi caldi.

Crostacei e Molluschi

La salute vien dal mare

Per molte persone crostacei e molluschi - aragoste, gamberi, pettini di mare e ostriche - sono un lusso, una prelibatezza riservata alle grandi occasioni. In effetti sono cibi cari, spesso costano addirittura il doppio degli altri pesci (o anche di più) e poi hanno la fama di contenere barcate di colesterolo e un mare di sodio, due cose che chi si preoccupa della propria salute a tavola cerca generalmente di evitare.
Se è vero che crostacei e molluschi hanno un alto tenore di colesterolo e di sodio, questi non rappresentano però più il pericolo che si pensava una volta, fa notare Robert M. Grodner, professore emerito del dipartimento di scienza alimentare della Louisiana State University di Baton Rouge. Inoltre contengono dosi elevate di vitamine, minerali e altre sostanze benefiche che compensano abbondantemente gli eventuali inconvenienti nutrizionali.

Un piatto che fa bene al cuore

Paradossalmente è proprio la cosa che fa meglio quella che molti cercano di evitare in crostacei e molluschi, cioè il grasso. Il tipo di grasso che si trova in questi alimenti, costituito da acidi grassi omega-3, fa molto bene al cuore. I ricercatori della University of Washington a Seattle hanno scoperto che coloro che mangiavano tanti crostacei e molluschi da totalizzare quasi 6 grammi di omega-3 al mese avevano un rischio di arresto cardiaco - un'irregolarità spesso fatale del ritmo cardiaco - dimezzato rispetto a coloro che non ne mangiavano mai.
In effetti chi mangia molto pesce dal punto di vista delle condizioni del cuore se la cava ancora meglio dei vegetariani. In uno studio un gruppo di consumatori di pesce con concentrazioni elevate di omega-3 nel sangue è risultato avere valori di pressione arteriosa, colesterolo e trigliceridi (quei grassi del sangue che, se presenti in grande quantità, possono aumentare il rischio di malattie di cuore) significativamente più bassi rispetto a vegetariani che non mangiavano né crostacei né molluschi. Sebbene molti degli studi sugli omega-3 abbiano riguardato prevalentemente pesci come

salmone e sgombro, tutti i tipi di pesce, compresi molluschi e crostacei, contengono un po' di omega-3, dichiara il dottor Dan Sharp, direttore dello Honolulu Heart Program.

Gli omega-3 di crostacei e molluschi hanno numerosi effetti positivi: rafforzano il muscolo cardiaco, permettendogli di battere regolarmente e con forza, contribuiscono ad abbassare la pressione, a tenere sotto controllo il colesterolo e riducono la tendenza delle piastrine ad aderire le une alle altre e a formare coaguli di sangue.

Le ostriche dell'Atlantico e del Pacifico sono particolarmente ricche di omega-3. Mangiando sei ostriche di medie dimensioni da cinque a sette volte al mese è possibile coprire del tutto il fabbisogno di omega-3 del cuore.

Multivitamine in gusci naturali

A parte la funzione cardioprotettiva, crostacei e molluschi sono fonti straordinariamente abbondanti di una serie di minerali e vitamine essenziali (e rari a trovarsi). Contengono per esempio alte dosi di vitamina B12, di cui l'organismo ha bisogno per far funzionare bene i nervi e per produrre globuli rossi. Quando il livello di vitamina B12 cala, il corpo (e la mente) rischiano letteralmente il cortocircuito e si hanno perdita di memoria, confusione mentale, lentezza di riflessi e affaticamento. In effetti quella che talvolta nelle persone anziane viene scambiata per senilità in realtà altro non è che carenza di vitamina B12.

Novanta grammi di granchio contengono 10 microgrammi di vitamina B12, pari al 167 per cento del fabbisogno giornaliero. Le vongole sono ancora migliori, perché 90 grammi - più o meno nove vongole al vapore - coprono il 1400 per cento del fabbisogno giornaliero.

Ad eccezione dei gamberi, tutti i crostacei e molluschi contengono anche molto zinco, indispensabile per il buon funzionamento del sistema immunitario. Le ostriche sono la fonte migliore in assoluto, con 27 milligrammi ogni sei ostriche, pari a quasi il 181 per cento del fabbisogno giornaliero.

A volte è difficile coprire il fabbisogno di ferro con l'alimentazione, tant'è vero che circa il 20 per cento degli americani presenta una carenza più o meno grave di questo minerale così importante. Ma se avete il coraggio di mettervi in bocca una cozza, vi troverete quasi tutto il ferro che occorre per evitare l'anemia sideropenica, cioè dovuta a una carenza di ferro. Novanta grammi di cozze apportano circa 6 milligrammi di ferro, pari al 60 per cento della quantità giornaliera raccomandata (RDA) per gli uomini e al 40 per cento della RDA per le donne. Le vongole ne contengono ancora di

più, perché ne bastano nove per assicurarsi circa 24 milligrammi di ferro, corrispondenti al 240 per cento della RDA per gli uomini e al 160 per cento per le donne.
Infine, molti crostacei e molluschi sono buone fonti di magnesio, potassio e vitamina C. Quest'ultima è utilissima perché favorisce l'assorbimento del ferro.

Una nuova reputazione

Anche se molti non mangiano volentieri crostacei e molluschi per paura delle alte dosi di sodio e colesterolo che contengono, né in un caso né nell'altro si tratta di quantitativi preoccupanti per la maggior parte della popolazione.
Tanto per cominciare, anche se 90 grammi contengono da 50 a 170 milligrammi di colesterolo (a seconda del tipo di crostaceo o mollusco), difficilmente esso influisce in modo netto su quello in circolazione. «A differenza di altre fonti di colesterolo, come la carne rossa, crostacei e molluschi praticamente non contengono grassi saturi», spiega il dottor Grodner, e aggiunge che è molto più probabile che la colesterolemia salga seguendo una dieta con molti grassi saturi che non mangiando direttamente colesterolo.
Poi c'è il sodio. Come è logico aspettarsi da creature che vivono nell'acqua salata, crostacei e molluschi ne contengono parecchio, da 150 a 900 milligrammi ogni 90 grammi, a seconda del tipo. Ma a meno che il medico non vi abbia espressamente consigliato di seguire una dieta iposodica, non dovrebbero esserci problemi. Una porzione di crostacei o di molluschi resta ben al di sotto del fabbisogno giornaliero di sodio, che è di 2400 milligrammi al giorno.

Qualche suggerimento

Accompagnateli con la vitamina C. Dal momento che l'organismo assorbe meglio il ferro se lo si assume insieme alla vitamina C, è consigliabile accompagnare i piatti a base di crostacei o molluschi con verdure che contengano molta vitamina C come i broccoli o i peperoni.
Viva la varietà. Dal momento che questi prodotti del mare sono considerati un lusso, di solito non se ne mangiano grandi quantità. Un buon accorgimento per aumentarne la dose è cucinarne tipi diversi insieme in umido, come consiglia il dottor Grodner.

FAGIOLI

Piccoli ma forti

Una generazione fa i fagioli erano gli emarginati del mondo culinario. Sacchetti di fagioli e di ceci languivano impolverati sugli scaffali dei supermercati, ciotole intatte di cannellini restavano regolarmente sul carrello dei contorni al ristorante e le insalate di fagioli misti che oggi sono tanto di moda nei picnic di famiglia attiravano più mosche che invitati.

Ora non più. Il consumo di fagioli negli Stati Uniti è passato da 2,4 chilogrammi pro capite nel 1974 a 3,3 nel 1994. E tale ritrovata popolarità ha le sue ragioni: bianchi, neri, rossi o con l'occhio, i fagioli sono uno degli alimenti più energetici che esistano, contengono pochi grassi e molte proteine, fibre e una vasta gamma di vitamine e minerali. È dimostrato inoltre che i fagioli contengono un certo numero di sostanze molto utili per abbassare il tasso di colesterolo, tenere sotto controllo la glicemia e forse ridurre il rischio di certi tumori, tra cui quello della mammella.

«I fagioli in realtà sono piccoli stabilimenti chimici pieni di sostanze biologicamente attive e molti dati indicano che possono proteggere dai tumori», afferma Leonard A. Cohen, direttore del programma sperimentale sul tumore della mammella dell'American Health Foundation di Valhalla, nello stato di New York.

Addio al colesterolo

Pur non essendo l'unico alimento che può contribuire ad abbassare il colesterolo, i fagioli sono certamente uno dei più efficaci da questo punto di vista. Sono molto ricchi di fibre solubili, le stesse che si trovano in mele, orzo e crusca d'avena e che, quando vengono introdotte nell'apparato digerente, aiutano a catturare la bile, che contiene colesterolo, eliminandola dall'organismo prima che esso venga assorbito.

«Una tazza di fagioli cotti al giorno può ridurre il colesterolo totale di circa il 10 per cento in sei settimane», dice la dietologa Patti Bazel Geil, consulente nutrizionale specializzata in diabetologia presso la University of Kentucky a Lexington ed autrice di *Magic Beans*. Se il 10 per cento non vi sembra molto, pensate che ogni punto percentuale di riduzione del livello

di colesterolo equivale a un calo del 2 per cento del rischio di cardiopatie. Con i fagioli chiunque può ottenere un calo della colesterolemia, ma l'effetto sarà più evidente soprattutto in coloro che presentano livelli molto elevati. In uno studio condotto alla University of Kentucky, 20 uomini con il colesterolo alto (oltre 260 milligrammi per 100 millilitri di sangue) hanno consumato circa 3/4 di tazza di fagioli borlotti e fagioli bianchi al giorno. La colesterolemia totale è scesa in media del 19 per cento in tre settimane, con una possibile conseguente riduzione del rischio cardiaco di quasi il 40 per cento. Ma soprattutto è sceso del 24 per cento il livello di colesterolo LDL, quello che ostruisce le arterie.
Sembra che tutti i tipi di fagioli possano contribuire a ridurre il colesterolo, anche quelli in scatola. In un altro studio della University of Kentucky, 24 uomini ipercolesterolemici hanno mangiato 1 tazza al giorno di fagioli al pomodoro per tre settimane, al termine delle quali il colesterolo totale era sceso del 10,4 per cento e i trigliceridi (un altro tipo di grasso la cui presenza nel sangue può causare cardiopatia) del 10,8 per cento.
I fagioli aiutano a limitare il livello di colesterolo anche in un altro modo, più indiretto: dal momento che saziano molto, quando si mangiano fagioli si ha meno appetito e si riduce il consumo di altri alimenti più grassi, il che, come si sa, è cruciale per tenere basso il colesterolo.
«I fagioli hanno un alto contenuto di fibra e la fibra dà un maggior senso di sazietà», dice la dottoressa Geil. In effetti da un piccolo studio è risultato che coloro che mangiavano un purè di fagioli si sentivano soddisfatti più a lungo di coloro che mangiavano una quantità simile di purè di patate.

Stabilizzare la glicemia

Come ben sanno tutti coloro che soffrono di questa malattia, nel diabete è indispensabile tenere costante la glicemia. «Molti non si rendono conto di quanto siano indicati i fagioli per i diabetici», afferma la dottoressa Geil. È dimostrato in effetti che consumando da 1/2 a 3/4 di tazza al giorno di fagioli è possibile migliorare notevolmente il controllo sulla glicemia.
I fagioli sono ricchi di carboidrati complessi che, a differenza dello zucchero (glucosio) contenuto nei dolci che entra immediatamente in circolazione, vengono digeriti più lentamente. Questo significa che consumando carboidrati complessi il glucosio passa nel sangue in maniera graduale, contribuendo così a mantenere costante la glicemia, spiega ancora la dottoressa Geil.
Inoltre i fagioli contengono molta fibra solubile. Alcuni studi hanno dimostrato che una dieta ad alto contenuto di fibra solubile spinge il corpo a produrre un maggior numero di recettori insulinici, cioè dei minuscoli «punti di attracco» cellulari a cui si legano le molecole di insulina. Ne con-

segue che una maggiore quantità di insulina arriva alle singole cellule, dove è necessaria, mentre ne resta meno in circolazione, dove può causare problemi.
In uno studio inglese sono stati somministrati a due gruppi di volontari 50 grammi di legumi (tra cui fagioli di Lima, fagioli comuni, fagioli dall'occhio, ceci e lenticchie) oppure altri alimenti ad alto tenore di carboidrati tipo pane, pasta e cereali in varie forme. Dopo 30 minuti, la glicemia del primo gruppo era quasi la metà di quella del secondo.
I fagioli hanno anche un altro vantaggio, secondo la dottoressa Geil. «I diabetici hanno da quattro a sei volte più probabilità della media di soffrire di malattie cardiache», spiega. «Mangiando fagioli e altri alimenti ricchi di fibra solubile possono ridurre la colesterolemia e di conseguenza il rischio cardiaco.»

Legumi anticancro

Vari studi suggeriscono che i fagioli, con pochi grassi e molte fibre, sono fra gli alimenti più indicati per combattere il cancro. I fagioli contengono una serie di sostanze - lignani, isoflavoni, saponine, acido fitico e inibitori delle proteasi - che, in laboratorio, hanno dimostrato la proprietà di inibire lo sviluppo delle cellule tumorali. A quanto pare queste sostanze impediscono alle cellule normali di diventare cancerose e, in alcuni casi, impediscono a quelle tumorali di proliferare, spiega il dottor Cohen.
Si tratta di sostanze con funzioni protettive tanto nelle piante quanto nell'uomo. «Fondamentalmente sono repellenti naturali, cioè gli strumenti con cui le piante si difendono da insetti e altri predatori», spiega il dottor Cohen. «Se i fagioli riescono a fermare la crescita e l'invasione di insetti, muffe e batteri, non è sorprendente che riescano a fare la stessa cosa anche con una cellula tumorale.»
La soia (a differenza di altri legumi) è ricca anche di genisteina e diadzeina, due sostanze che secondo alcuni esperti potrebbero avere un effetto antitumorale. Dette anche fitoestrogeni, sono forme meno potenti degli estrogeni che il nostro corpo produce naturalmente e, secondo gli scienziati, è possibile che riducano il rischio di tumore della mammella e della prostata bloccando l'attività del testosterone e dell'estrogeno, gli ormoni sessuali maschile e femminile che, a lungo andare, possono indurre la formazione di tumori maligni.
È noto da tempo che tra le donne ispaniche il rischio di tumore della mammella è circa il 50 per cento più basso che tra le bianche: in base ad alcuni studi sembra che questo sia dovuto ai fagioli, che in molte famiglie ispaniche vengono consumati quasi quotidianamente.
In uno studio il dottor Cohen e i suoi collaboratori hanno preso in esame la

dieta di 214 donne bianche, afroamericane e ispaniche, riscontrando che queste ultime consumavano una quantità significativamente maggiore di fagioli: 7,4 porzioni la settimana, contro 4,6 per le afroamericane e meno di 3 per le bianche. «I fagioli erano una fonte importante di fibra per le donne ispaniche», commenta il dottor Cohen. Esse ricavano infatti dai legumi circa il 25 per cento della fibra alimentare, il doppio rispetto alla media negli Stati Uniti.

La carne dei sani

Un tempo i fagioli erano detti «la carne dei poveri», ma sarebbe più giusto chiamarli la carne dei sani. Al pari della carne rossa, sono ricchissimi di proteine ma, contrariamente ad essa, contengono pochi grassi, soprattutto di tipo saturo e quindi pericoloso per le arterie.

A titolo di esempio, una tazza di fagioli neri contiene meno di 1 grammo di grassi, meno dell'1 per cento dei quali è di tipo saturo. Novanta grammi di carne di manzo magra macinata e cotta alla griglia, invece, contengono 15 grammi di grassi, il 22 per cento dei quali sono saturi.

I fagioli sono anche un'ottima fonte di vitamine e minerali essenziali. Mezza tazza di fagioli neri contiene 128 microgrammi, pari al 32 per cento del fabbisogno giornaliero, di acido folico, una vitamina del gruppo B che probabilmente riduce il rischio di malattie cardiache e difetti congeniti; nella stessa quantità di fagioli si trovano inoltre 2 milligrammi di ferro, pari all'11 per cento del fabbisogno giornaliero, e 305 milligrammi di potassio, ovvero 9 per cento del fabbisogno giornaliero. Il potassio è un minerale con la proprietà di controllare naturalmente la pressione sanguigna.

Qualche suggerimento

Scegliete la fibra. Praticamente tutti i legumi secchi sono buone fonti di fibra alimentare, ma alcune varietà si discostano dalla media: i fagioli neri, per esempio, contengono 6 grammi di fibra ogni porzione di mezza tazza, mentre ceci, fagioli comuni e di Lima si aggirano sui 7 grammi e i fagioli dall'occhio arrivano a circa 8 grammi.

Non disdegnate le scatolette. Non avete tempo di mettere a bagno e di bollire i legumi secchi? Nessun problema. I fagioli in scatola fanno bene quanto quelli secchi, afferma la dottoressa Geil. Hanno però un alto tenore di sodio, per cui è bene scolarli e sciacquarli prima di consumarli.

Usate spezie «antigas». È per timore di sgradevoli e imbarazzanti esalazioni gassose che vi private dei vantaggi nutrizionali dei fagioli? Provate a insaporirli con un pizzico di satureia o un cucchiaino di zenzero macinato. Secondo gli studi di alcune università, queste spezie dovrebbero contribuire a limitare la flatulenza.

FICHI

Un tesoro di fibra

Anche se c'è chi li conosce solo sotto forma di marmellata con cui sono riempiti certi biscotti, i fichi possono vantare una storia lunga e prestigiosa. Gli Assiri li utilizzavano come dolcificanti già nel 3000 a. C., erano il frutto preferito di Cleopatra e secondo alcuni storici era un fico, e non una mela, il frutto proibito del giardino dell'Eden. Il dilemma è probabilmente destinato a rimanere irrisolto, benché sia innegabile che a quei tempi le foglie di fico erano un accessorio piuttosto in voga.

Oggi sappiamo che i fichi sono fonti eccezionali di fibra alimentare e di potassio. Inoltre, possono aiutarci nel compito non sempre facile di aumentare un po' la dose di vitamina B6 nella nostra dieta.

Fichi e fibra

L'americano medio consuma solo 11 o 12 grammi di fibre al giorno, molto meno dei 25-30 grammi raccomandati dall'American Dietetic Association e dei 25 grammi del fabbisogno giornaliero.

«La fibra fa bene a molte cose», afferma Diane Grabowski-Nepa, dietologa e consulente nutrizionale al Pritikin Longevity Center di Santa Monica, in California. «Aumentando la massa delle feci, favorisce un'evacuazione più rapida ed efficiente delle scorie che, secondo numerosi studi, previene stipsi e tumori del colon.» Consumando più fibra, si riduce anche il colesterolo e di conseguenza il rischio di malattie cardiache.

I fichi sono un'ottima fonte di fibra alimentare. Tre fichi, sia freschi sia secchi, ne contengono circa 5 grammi, pari al 20 per cento del fabbisogno giornaliero, e quei 5 grammi possono fare molto. Secondo uno studio della Harvard University cui hanno partecipato 43.757 uomini di età compresa tra 40 e 75 anni, per il gruppo che consumava più fibra il rischio di attacco cardiaco era praticamente dimezzato rispetto al gruppo che ne consumava di meno. Inoltre tra coloro che aumentavano di 10 grammi al giorno l'apporto di fibra alimentare il rischio di cardiopatia scendeva del 30 per cento circa.

«I fichi sono particolarmente indicati per chi è sovrappeso, altro fattore di rischio per le malattie cardiache», afferma inoltre Diane Grabowski-Nepa. Per via dell'alto contenuto di fibra, i fichi restano più a lungo nello stomaco e aiutano a mangiare di meno. «E sono molto dolci, per cui soddisfano le voglie di dolce di chi sta a dieta», aggiunge la dietologa.

Una mano contro l'ipertensione

I fichi contengono molto potassio, minerale indispensabile per controllare la pressione sanguigna, e secondo numerosi studi coloro che consumano molti alimenti ricchi di potassio tendono ad avere non solo la pressione più bassa, ma anche un minor rischio di patologie legate all'ipertensione quali l'ictus.

Il potassio abbassa la pressione in vari modi: innanzi tutto, spiega il dottor David B. Young, professore di fisiologia e biofisica allo University of Mississippi Medical Center di Jackson, impedisce al colesterolo LDL di accumularsi sulle pareti delle arterie. In secondo luogo, favorisce l'eliminazione del sodio in eccesso dalle cellule, mantenendo sotto controllo l'equilibrio dei fluidi nell'organismo e la pressione arteriosa.

Tre fichi freschi contengono 348 milligrammi di potassio, pari al 10 per cento del fabbisogno giornaliero. Secchi ne sono ancora più ricchi, perché arrivano a 399 milligrammi, corrispondenti all'11 per cento del fabbisogno giornaliero.

Una dose extra di B6

Infine, i fichi possono aiutarvi ad arricchire di vitamina B6 la vostra dieta. Mentre la maggior parte della popolazione ne assume a sufficienza, per le persone anziane, che non la assimilano facilmente e spesso prendono farmaci che interferiscono ulteriormente con l'assorbimento, una dose in più può essere essenziale. Tre fichi freschi contengono 0,18 milligrammi di B6, pari al 9 per cento del fabbisogno giornaliero.

Qualche suggerimento

Assaporatene la dolcezza. Un motivo per cui in questo paese si mangiano pochi fichi è che la gente spesso non sa come utilizzarli. Un modo semplice per integrarli nel proprio regime alimentare consiste nell'aggiungerli a quei piatti in cui un po' di dolce non guasta, come i cereali della prima colazione, le torte o il porridge, ma i fichi si possono anche mescolare, schiacciati, al purè di patate. Il loro naturale sapore dolce, quasi di nocciola, dà un tocco di vivacità ad alimenti scialbi permettendo al tempo stesso di eliminare ingredienti più saporiti ma ricchi di grassi quali burro o panna acida.

Frutta Oleosa

Gusci che nascondono piacevoli sorprese

Gli antichi Persiani credevano che mangiando cinque mandorle prima di bere alcolici fosse possibile evitare la sbornia, o per lo meno i disturbi che la seguono. Pensavano anche che le mandorle tenessero lontane le streghe e favorissero la lattazione. Per quanto oggi queste credenze ci possano sembrare assurde, non dovrebbe sorprenderci che gli antichi attribuissero tante virtù a un frutto che, come gli altri semi oleosi, costituisce una riserva di energia concentrata resistente al freddo in inverno e al caldo in estate e quindi disponibile in qualsiasi stagione. La frutta oleosa contiene inoltre una serie di sostanze che possono aiutare a prevenire malattie cardiache e cancro.

Il fattore grassi

Prima di parlare dei vantaggi della frutta oleosa, è importante farne presenti anche i difetti. Oltre che di nutrienti, noci e simili sono molto ricchi di grassi. Un terzo di tazza di frutta oleosa di solito fornisce da 240 a 300 calorie e da 20 a 25 grammi di grassi.

Non tutti i semi oleosi sono così grassi, ma la maggior parte sì. La noce di cocco, per esempio, ne contiene molti e prevalentemente di tipo saturo, quindi nocivi. «All'altro estremo della scala si collocano le castagne, che contengono pochissimi grassi per lo più insaturi», dice la dottoressa Joan Sabaté, presiedente del dipartimento nutrizione e professore associato di nutrizione ed epidemiologia alla Loma Linda University School of Public Health in California.

«È un vero peccato che la gente consumi poca frutta oleosa per il fatto che è molto calorica», commenta la dottoressa Sabaté. «Il trucco sta nel non esagerare, nell'inserirla in modo ragionevole in un regime alimentare equilibrato.»

Anche se i semi oleosi contengono prevalentemente grassi di tipo sano, la dottoressa Sabaté consiglia di non mangiarne troppi, o per lo meno di ridurre contemporaneamente il consumo di altri tipi di grassi meno salutari, quali burro, margarina e grassi idrogenati, e di alimenti che apportano calorie vuote come snack, patatine fritte e biscotti.

Fanno bene al cuore

Una caratteristica interessante dei semi oleosi è che contengono una serie di sostanze che contribuiscono a mantenere pulite le arterie e a far circolare bene il sangue.

L'effetto cardioprotettivo della frutta oleosa è stato scoperto per caso dai ricercatori della Loma Linda University, che hanno chiesto ai 26.000 seguaci della Chiesa Avventista del Settimo Giorno, una comunità molto attenta ai problemi della salute, di indicare la frequenza con cui consumavano 65 tipi di alimenti. Per combinazione gli avventisti amano molto i semi oleosi e il 24 per cento degli intervistati ha dichiarato che ne mangiava almeno cinque volte alla settimana, mentre solo il 5 per cento della popolazione generale ne fa un uso altrettanto frequente.

In seguito gli esperti sono giunti alla conclusione che a questa abitudine andava attribuita l'enorme differenza nel rischio cardiaco tra avventisti e popolazione generale. Mangiando frutta oleosa da una a quattro volte la settimana il rischio di morire di malattie cardiache derivanti da arteriopatia ostruttiva scendeva del 25 per cento, mentre per coloro che ne mangiavano cinque o più volte la settimana era addirittura dimezzato.

I ricercatori non sanno esattamente perché questa differenza sia dovuta proprio alla frutta oleosa. Le varietà più comuni erano arachidi, mandorle e noci. (A rigore le arachidi sono legumi, ma dal punto di vista nutrizionale sono molto simili ai semi oleosi e, non a caso, vengono chiamate anche noccioline americane.) Che cos'hanno i frutti oleosi, così carichi di olio, per riuscire a «sgrasssare» in maniera tanto efficace le arterie? «Tranne poche eccezioni, la frutta oleosa ha un elevato contenuto di grassi monoinsaturi e polinsaturi che», dice la dottoressa Sabaté, «quando sostituiscono i grassi saturi nella dieta di una persona, possono favorire un abbassamento del colesterolo totale e soprattutto del pericoloso colesterolo LDL.» Al tempo stesso i semi oleosi non influiscono sul livello di colesterolo HDL, quello che fa bene al cuore.

Un altro fattore che rende la frutta oleosa particolarmente indicata per il cuore è un aminoacido, l'arginina, che l'organismo trasforma in parte in ossido di azoto, sostanza che favorisce la dilatazione dei vasi sanguigni con un effetto molto simile alla nitroglicerina, un farmaco che viene utilizzato nei casi in cui è necessario dilatare rapidamente le arterie e permettere un maggior afflusso di sangue al cuore. Sembra che l'ossido di azoto impedisca l'aggregazione piastrinica, il che diminuirebbe ulteriormente il rischio cardiaco. «La frutta oleosa contiene anche abbondante vitamina E, che impedisce l'ossidazione del colesterolo LDL», continua la dottoressa Sabaté. L'ossidazione è il fenomeno in seguito al quale il colesterolo aderisce più facilmente alle pareti arteriose e ostacola la circolazione sanguigna. La frutta oleosa contiene più vitamina E di qualsiasi altro alimento, ad eccezione degli oli. Mandorle e noci sono tra le varietà più raccomandabili da questo punto di vista. Un terzo di tazza di mandorle o noci ne contiene circa 12 unità internazionali, pari al 40 per cento del fabbisogno giornaliero. I semi oleosi contengono infine quantità notevoli di rame e magnesio, minerali benefici per il cuore. Il magnesio regola il tasso di colesterolo, la pressione arteriosa e il ritmo cardiaco, mentre pare che il rame contribuisca ad abbassare il colesterolo.

Prevenire i tumori

Oltre alle sostanze che prevengono le malattie cardiache, la frutta oleosa ne contiene anche molte che possono aiutare a fermare i tumori.

Le noci, per esempio, contengono acido ellagico, una sostanza che combatte i tumori su vari fronti. «L'acido ellagico è un buon antiossidante, che neutralizza le pericolose molecole di ossigeno, dette radicali liberi, che inducono i processi tumorali», spiega Gary D. Stoner, direttore del programma di chemioprevenzione dei tumori all'Ohio State University Comprehensive Cancer Center di Columbus. L'acido ellagico contribuisce a neutralizzare potenziali sostanze tossiche cancerogene e nello stesso tempo impedisce la moltiplicazione delle cellule tumorali.

In uno studio le cavie cui era stato somministrato acido ellagico insieme a una sostanza cancerogena hanno dimostrato di avere una probabilità di sviluppare tumori dell'esofago del 33 per cento inferiore rispetto agli animali che avevano ricevuto solo la sostanza cancerogena. In un altro studio, gli animali da laboratorio sono risultati il 70 per cento meno suscettibili allo sviluppo di tumori del fegato quando ricevevano acido ellagico purificato.

Un carico di nutrizione

Tutti i tipi di frutta oleosa contengono molte proteine e di solito anche una dose generosa di vitamine, minerali e fibra alimentare. Le noccioline americane non sono prime in classifica per le virtù terapeutiche, ma hanno il massimo contenuto proteico, con oltre 11 grammi, pari al 22 per cento del fabbisogno giornaliero, per ogni 1/3 di tazza: a parità di peso, un apporto superiore a quello di carne di manzo o pesce. Le proteine delle arachidi inoltre sono complete, cioè contenenti tutti gli aminoacidi essenziali. Anche noci del Brasile, anacardi, noci e mandorle sono buone fonti di proteine, di cui contengono almeno 6 grammi per 1/3 di tazza, pari al 12 per cento del fabbisogno giornaliero. Inoltre tutti i tipi di semi oleosi contengono fibra alimentare, da 1 a 2 grammi per 1/3 di tazza, più o meno la stessa dose che se ne trova nella stessa quantità di cereali per la prima colazione.

FUNGHI

I funghi che guariscono

La pioggia, imbevendo la terra di acqua fresca e pulita, fa sorgere nei boschi un meraviglioso mondo in miniatura di ombrelli carnosi, i funghi, che spuntano letteralmente dalla sera alla mattina e, molto ricercati sia per il loro sapore sia per le proprietà curative, altrettanto rapidamente vengono raccolti.
In Asia i funghi sono così popolari che vengono venduti agli angoli delle strade come in America gli hot dog o i gelati. E per quanto gli americani siano stati lenti nell'accettare la novità, i funghi si stanno diffondendo tanto nelle cucine quanto nei laboratori di ricerca.
A poco a poco gli scienziati scoprono così quello che i guaritori sanno da secoli e cioè che i funghi, soprattutto le varietà asiatiche come gli *shiitake* e *maitake,* non sono solo importanti fonti di nutrienti, ma stimolano il sistema immunitario. Secondo alcuni ricercatori potrebbero rivelarsi utili nella lotta contro il cancro, l'ipercolesterolemia e forse persino l'AIDS.
Purtroppo i comuni funghi coltivati non hanno alcuna proprietà medicinale conosciuta. Forniscono però una buona dose di vari nutrienti, tra cui le vitamine del gruppo B.

Alt al cancro

Da tempo apprezzati in Giappone per la capacità di far regredire i tumori, oggi i funghi *shiitake* sono studiati in tutto il mondo per via della sostanza antitumorale che contengono.
In questi grossi funghi neri e carnosi si trova infatti un polisaccaride, cioè uno zucchero complesso, che si chiama lentinano. I polisaccaridi sono grosse molecole dalla struttura simile a quella dei batteri, spiega Robert Murphy, un infermiere che pratica la naturopatia a Torrington, nel Connecticut. Quando si mangiano funghi *shiitake,* il sistema immunitario chiama a raccolta un esercito di cellule che combattono le infezioni. «In sostanza, questi funghi traggono in inganno il sistema immunitario spingendolo a entrare in azione», dice. I ricercatori hanno scoperto che, somministrando lentinano sotto forma di polvere di funghi secchi ad animali di laboratorio malati di tumore, è possibile inibire lo sviluppo tumorale nella misura del

67 per cento.
Sono in corso anche ricerche sui funghi *maitake* che, come gli *shiitake*, da secoli vengono usati per curare i malati di cancro, ma solo recentemente hanno cominciato a destare l'attenzione che meritano nei paesi occidentali.
Il polisaccaride dei funghi *maitake*, detto betaglucano, in laboratorio si è dimostrato ancora più efficace del lentinano nel ridurre le dimensioni dei tumori.
Resta l'interrogativo se queste sostanze, così efficaci in polvere, lo siano altrettanto ingerite con il fungo intero, e anche quanti funghi sia necessario mangiare per beneficiare di tali effetti.
«Non sappiamo quali siano esattamente i benefici», ammette il dottor Murphy. «Senza dubbio mangiando una buona porzione - circa mezza tazza - di questi funghi si assorbe una certa dose di questi polisaccaridi che attivano il sistema immunitario. Per i malati di cancro, io uso un concentrato di betaglucano di maitake e consiglio loro di comprare funghi *shiitake* e *maitake* e di includerli nella propria dieta.» Entrambi i tipi si trovano facilmente nei negozi di alimentari orientali e in alcuni supermercati.

Difese immunitarie e AIDS

Dal momento che i funghi *shiitake* e *maitake* si sono rivelati così efficaci come immunostimolanti, alcuni scienziati li hanno testati contro l'HIV, il virus che provoca l'AIDS.
In laboratorio estratti di betaglucano ricavato da funghi *maitake* hanno impedito all'HIV di uccidere i linfociti T, i globuli bianchi da cui dipende la risposta immunitaria. «La morale è che consumare regolarmente questi funghi sembra essere un ottimo sistema per assicurarsi il buon funzionamento del sistema immunitario», conclude il dottor Murphy.

Ridurre il colesterolo

Quando la colesterolemia si avvicina ai livelli di guardia - 200 e oltre - non sarebbe una cattiva idea fare dei funghi il proprio contorno abituale.
Negli anni Settanta e Ottanta vari studi condotti in Giappone sull'uomo e sugli animali dimostrarono che una delle sostanze contenute nei funghi *shiitake*, l'eritadenina, induceva un abbassamento del livello di colesterolo.
Più recentemente alcuni ricercatori slovacchi hanno scoperto che somministrando ai topi una dieta comprendente il 5 per cento di funghi secchi, soprattutto geloni (*Pleorotus ostreatus*), era possibile ridurre la colesterolemia del 45 per cento anche se per il resto i topi venivano nutriti con cibi ad alto contenuto di colesterolo.
I ricercatori non hanno ancora stabilito la quantità di funghi necessaria

per ottenere lo stesso effetto nell'uomo, ma convengono sul fatto che un paio di questi saporiti bocconcini al giorno certamente non possono far male e possono anzi aiutare ad abbassare il colesterolo.

Una dose extra di vitamine B

I funghi contengono due importanti vitamine del gruppo B, niacina e riboflavina, piuttosto rare nei vegetali. A questo proposito, per una volta, i comuni funghi coltivati assumono un ruolo di primo piano. I funghi secchi hanno infatti una percentuale più alta di nutrienti, ma anche un sapore molto forte per cui si usano in quantità moderata. I funghi coltivati, invece, con il loro gusto delicato, si possono accompagnare praticamente a ogni pasto.

La niacina è importante perché contribuisce alla formazione degli enzimi necessari per convertire gli zuccheri in energia, per utilizzare i grassi e per mantenere sani i tessuti. Generalmente si trova nei cereali integrali e nella carne magra, ma anche nei funghi coltivati è presente in quantità interessanti (4 milligrammi di niacina, pari al 20 per cento del fabbisogno giornaliero).

Come la niacina, la riboflavina è un «coadiuvante» nutrizionale, perché serve per trasformare in sostanze utilizzabili altri nutrienti quali niacina, vitamina B6 e acido folico. Chi ha carenza di riboflavina facilmente è deficitario anche di questi altri nutrienti. Mezza tazza di funghi bianchi bolliti, a fette, contiene 0,2 milligrammi di riboflavina, pari al 12 per cento del fabbisogno giornaliero.

Qualche suggerimento

Cuoceteli a puntino. Dal punto di vista sia gastronomico sia nutrizionale, i funghi rendono meglio cotti che crudi perché sono composti prevalentemente da acqua: durante la cottura si elimina parte dell'acqua e si concentrano tanto i nutrienti quanto il sapore. Inoltre cuocendo la membrana delle cellule si spezza e i nutrienti vengono rilasciati e quindi assorbiti più facilmente.

Privilegiate le varietà esotiche. Per ricavare dai funghi il massimo beneficio per la salute, gli esperti raccomandano di dare la preferenza alle varietà asiatiche, soprattutto *shiitake* e *maitake*. Altri funghi che possono avere proprietà curative sono gli *enoki*, i geloni e i funghi di *pino*.

GRANO
Il cereale della vitamina E

Lasciate perdere mais, avena, riso o segale. Il cereale per antonomasia, in America, è il grano o frumento. Gli americani ne consumano in media 67 chili all'anno sotto forma di pasta, pane, prodotti da forno e cereali per la prima colazione.

Un motivo per cui si mangia tanto grano è che si tratta di un prodotto particolarmente versatile, dal sapore leggero che ben si adatta a piatti di tutti i generi, dai dessert più delicati agli impasti più consistenti. E, come tutti i cereali, il grano è ricco di vitamine, minerali e carboidrati complessi.

Ma quel che rende veramente speciale il grano è un elemento assente in molti altri alimenti, cioè la vitamina E. Questo è importante perché la vitamina E si trova più che altro in oli per cuocere tipo l'olio di girasole, e come fa notare Susan Finn, direttrice dei servizi nutrizionali dei Ross Laboratories di Cleveland, coprire il fabbisogno giornaliero di 30 unità internazionali di vitamina E può essere difficile, a meno di scegliere con cura gli ingredienti del proprio menù.

Mangiando più grano tale compito diventa più facile, e vale la pena di provarci, consiglia la dottoressa Finn, perché la vitamina E contribuisce ad abbassare il colesterolo e a impedirgli di aderire alle pareti delle arterie, il che a sua volta può ridurre il rischio di malattie cardiache.

Una vitamina per il cuore

Ogni giorno il corpo produce una grande quantità di radicali liberi, cioè di molecole di ossigeno che hanno perso un elettrone e di conseguenza vagano per il corpo catturando elettroni dovunque li trovino. In tal modo danneggiano il colesterolo in circolazione nel sangue, che si ossida e aderisce più facilmente alle pareti delle arterie, creando i presupposti per le malattie cardiache.

Numerose ricerche hanno dimostrato che mangiando più grano si può ritardare l'inizio di questo processo. In uno studio su 31.000 persone, per esempio, è stato osservato che coloro che consumavano le quantità maggiori di pane integrale avevano un rischio di malattia cardiaca molto mi-

nore rispetto ai consumatori di pane bianco.
L'ipotesi avanzata dai medici è che grazie alla vitamina E contenuta nel grano il fegato produca meno colesterolo, spiega il dottor Michael H. Davidson, presidente del Chicago Center for Clinical Research. In uno studio, per esempio, a soggetti con colesterolemia alta sono stati dati 20 grammi (corrispondenti a circa un quarto di tazza) di germe di grano al giorno per quattro settimane. (La maggior parte della vitamina E del grano si trova nello strato germinale.) Poi, per le 14 settimane successive, la dose è stata portata a 30 grammi. Al termine dell'esperimento i ricercatori hanno calcolato che la colesterolemia era scesa in media del 7 per cento.
Il germe di grano ha una concentrazione altissima di vitamina E: poco meno di 2 cucchiai da tavola ne apportano 5 unità internazionali, pari a circa il 16 per cento del fabbisogno giornaliero. La crusca d'avena, il pane integrale e i fiocchi di frumento integrali forniscono anch'essi vitamina E, ma in quantità inferiore.

Un tesoro di fibra

Se ricordate la moda della crusca d'avena di qualche anno fa, sapete già che questo cereale è famoso per il suo alto contenuto di fibra, ma tenete presente che non è il solo a permetterci di aumentare la quantità di fibra alimentare che ingeriamo. La crusca di grano, di fatto, contiene una percentuale di fibra una volta e mezzo più alta di quella di avena.
La fibra del grano, di tipo insolubile, nell'intestino assorbe una grande quantità di acqua, rendendo più pesanti e più voluminose le feci, le quali transitano quindi più velocemente: in tal modo le eventuali sostanze nocive in esse contenute hanno meno tempo per danneggiare le cellule del colon, spiega la dietologa Beth Kundel, docente di alimentazione e nutrizione alla Clemson University in South Carolina.
Analizzando i risultati di ben 13 studi internazionali che hanno interessato oltre 15.000 persone, i ricercatori hanno scoperto che il rischio di tumore del colon era decisamente più basso tra coloro che consumavano più fibra e hanno calcolato che, se la gente portasse a 39 grammi la dose di fibra che ingerisce ogni giorno, il rischio di questa forma di tumore potrebbe scendere del 31 per cento.
Una porzione di All-Bran, un cereale per la prima colazione a base di grano, contiene quasi 10 grammi di fibra, che corrispondono a quasi il 40 per cento del fabbisogno giornaliero. Anche il germe di grano è una buona fonte di fibra: poco meno di 2 cucchiai ne contengono oltre 1 grammo.
Altre buone fonti di fibra sono il bulghur, la pasta integrale e la semola di grano con cui si prepara il taboulé, aggiunge la dottoressa Finn.

Qualche suggerimento

Meglio integrale. Per ottenere il massimo della vitamina E e della fibra dal grano, è importante scegliere prodotti contenenti germe di grano o grano integrale, che contengono la parte più esterna e più nutriente del chicco. Quando il grano viene lavorato - per produrre pane bianco o cereali «light», per esempio - la maggior parte degli ingredienti protettivi va perduta, spiega la dottoressa Finn.

Occhio alle etichette. Alcuni prodotti alimentari con la dicitura «integrale» sull'etichetta in realtà contengono pochissimo grano integrale. Per essere sicuri di quel che mangiate, leggete bene le etichette, consiglia la dottoressa Finn. I veri prodotti integrali sono quelli in cui la voce «farina di grano integrale» o «farina di frumento integrale» figura in cima alla lista degli ingredienti.

LATTE

Un bicchiere di bontà

Anche le persone a cui il latte piace, molto spesso si sentono in colpa se ne bevono troppo. Nonostante in passato fosse considerato l'alimento ideale, infatti, il latte ha un contenuto altissimo di grassi. Una tazza di latte intero è costituita al 49 per cento da grassi e anche quello parzialmente scremato ne contiene ben il 34 per cento. La cosa peggiore, poi, è che si tratta prevalentemente di grassi saturi, cioè del tipo che ostruisce le arterie. Non esattamente l'«ideale», quindi.

Prima di cancellarlo per sempre dalla lista della spesa, però, pensate ai lati positivi della faccenda, cioè all'esistenza del latte parzialmente scremato e scremato. Solo il 23 per cento delle calorie di una tazza di latte parzialmente scremato proviene dal grasso e quello scremato è praticamente privo di qualsiasi tipo di grasso. Questi due tipi di latte costituiscono il modo più semplice ed economico per assicurarsi il fabbisogno giornaliero di una serie di nutrienti importanti e, soprattutto, il latte parzialmente scremato non è più la brodaglia acquosa e insapore che era una volta: numerose marche, consce del fatto che i consumatori vorrebbero il sapore dei grassi senza i loro effetti collaterali, hanno lanciato prodotti scremati più ricchi e più cremosi, tanto che a volte è difficile distinguerli dal latte intero.

«Una volta eliminato il grasso, il latte è un alimento molto nutriente», dice Curtis Mettlin, responsabile delle ricerche epidemiologiche al Roswell Park Cancer Institute di Buffalo, nello stato di New York. I numerosi nutrienti contenuti nel latte possono fare molto per prevenire l'ipertensione, l'ictus, l'osteoporosi e forse anche il cancro: il tutto in cambio di 85 calorie, meno di 5 grammi di colesterolo e meno di 1 grammo di grassi per bicchiere.

Scremato per vincere le cardiopatie

Se il colesterolo vi preoccupa, probabilmente state già seguendo una dieta ricca di alimenti come mele, avena e legumi. Anche il latte, contrariamente a quanto si potrebbe pensare, è capace di ridurre il colesterolo.

I ricercatori della Kansas State University di Manhattan, nel Kansas, e della Pennsylvania State University a University Park hanno fatto bere a 64 persone quasi un litro di latte scremato al giorno. Dopo un mese coloro che all'inizio dello studio avevano la colesterolemia più alta l'hanno vista scendere di quasi 10 punti, e cioè di circa il 7 per cento. Dal momento che ogni punto percentuale di colesterolemia in meno si traduce in una riduzione del rischio di morire di malattie cardiache del 2 per cento, bevendo latte queste persone sono riuscite a ridurre il rischio di attacco cardiaco o ictus di quasi il 14 per cento.

«È dimostrato che il latte contiene sostanze che riducono la produzione di colesterolo da parte del fegato», spiega uno dei ricercatori che hanno partecipato allo studio, Arun Kilara, docente di scienza alimentare alla Pennsylvania State University.

Un'altra virtù del latte consiste nell'abbondanza di calcio, che può favorire l'abbassamento della pressione, oltre che del colesterolo. Nello studio di University Park i soggetti che bevevano latte hanno fatto registrare una riduzione media della pressione sistolica (la massima) da 130,1 a 126,4 dopo otto settimane, mentre la diastolica (la minima) è scesa da 82,6 a 78,1.

I ricercatori non sanno esattamente quanto latte bisognerebbe bere per ridurre il livello di colesterolo o la pressione, ma un buon punto di partenza potrebbe essere la dose usata nello studio appena citato, quattro bicchieri al giorno. Se vi sembrano troppi, provate a berne uno a ogni pasto più uno per merenda.

La materia prima dello scheletro

Del latte si conosce soprattutto l'utilità per irrobustire le ossa, ed è logico: è un'ottima fonte di calcio, perché una tazza di latte scremato ne contiene oltre 300 milligrammi, cioè quasi un terzo del fabbisogno giornaliero. Per questo spesso si consiglia di bere latte nella profilassi dell'osteoporosi, la rarefazione del tessuto osseo di cui soffrono negli Stati Uniti oltre 28 milioni di persone, prevalentemente donne.

In uno studio su 581 donne in menopausa i ricercatori della University of California a San Diego hanno scoperto che quelle che avevano bevuto più latte durante l'adolescenza e prima dei 30 anni avevano ossa più robuste delle altre.

Il fabbisogno giornaliero di calcio è di 1000 milligrammi, ma può variare in funzione dell'età, del sesso e di altri fattori. Mentre gli uomini tra i 25 e i 65 anni e le donne tra i 25 e i 50 hanno bisogno di 1000 milligrammi di calcio al giorno, oltre i 65 anni di età il fabbisogno sale per tutti a 1500 milligrammi. Le donne in età postmenopausale che prendono estrogeni hanno bisogno di 1000 milligrammi, mentre le donne incinte o che allattano dovrebbero assumerne da 1200 a 1500 milligrammi al giorno.

Un aiuto contro il cancro

Frutta e verdura sono gli alimenti più rinomati dal punto di vista della prevenzione dei tumori, e a ragione, ma anche il latte totalmente o parzialmente scremato sembra avere qualche effetto protettivo.

I ricercatori del Roswell Park Cancer Institute, guidati dal dottor Mettlin, hanno chiesto a 4634 persone con e senza tumori quanti bicchieri di latte intero, scremato o parzialmente scremato (2 per cento di grasso) bevevano al giorno. Hanno scoperto così che coloro che bevevano latte totalmente o parzialmente scremato avevano un rischio minore di ammalarsi di vari tipi di tumore, tra cui quello dello stomaco e del retto, rispetto ai bevitori di latte intero. «La riduzione del rischio osservata era molto probabilmente dovuta al fatto che consumavano meno grassi alimentari, sia provenienti dal latte sia di altra natura», commenta il dottor Mettlin.

Un altro studio, sponsorizzato dall'American Cancer Society, è giunto alla conclusione che le donne che bevevano latte parzialmente o totalmente scremato avevano tre volte meno probabilità di ammalarsi di tumore dell'ovaio rispetto a quelle che bevevano più di un bicchiere di latte intero al giorno.

Dal momento che l'insorgenza di tumori è legata al consumo di grandi quantità di grassi, non è sorprendente che il rischio fosse più alto per coloro che bevevano latte intero. Lo è invece il fatto che in entrambi gli studi coloro che non bevevano latte presentavano un rischio maggiore di chi consumava latte scremato o parzialmente scremato. È probabile quindi che nel latte ci sia qualcosa che protegge da questa malattia, ipotizza il dottor Mettlin.

Nutrimento liquido

A parte la funzione che svolge nella prevenzione delle malattie, il latte è un alimento veramente nutriente per tutti. Oltre al calcio, 1 tazza di latte contiene 100 unità internazionali (UI) di vitamina D, pari al 25 per cento del fabbisogno giornaliero, e così come hanno bisogno di calcio per rimanere robuste, le ossa necessitano anche della vitamina D, che ne favorisce l'assorbimento.

Inoltre 1 tazza di latte scremato fornisce circa 400 milligrammi di potassio, corrispondenti a circa il 12 per cento del fabbisogno giornaliero. Il potassio è indispensabile per prevenire ipertensione, ictus e disturbi cardiaci. Il latte contiene inoltre 0,4 milligrammi di riboflavina, pari a oltre il 23 per cento del fabbisogno giornaliero.

Qualche suggerimento

Meglio in scatola. Benché siano più pratiche da trasportare, le bottiglie di plastica lasciano passare la luce, che distrugge riboflavina e vitamina A. Conservato per un giorno in una bottiglia di plastica trasparente, il latte perde il 90 per cento della vitamina A e il 14 per cento della riboflavina. Inoltre l'effetto della luce può conferirgli un sapore che alcuni trovano sgradevole. Meglio quindi comprare il latte nelle scatole di cartone.

Date alle papille il tempo di abituarsi. Mentre ad alcuni il latte scremato piace subito, altri, almeno all'inizio, lo trovano disgustoso. Per introdurre il latte scremato nel vostro regime alimentare senza sconvolgervi le papille, procedete gradualmente. Provate a mescolare una dose di latte intero con una di latte parzialmente scremato e per un paio di settimane bevete questa miscela, poi riducete a poco a poco la proporzione di latte intero fino ad arrivare al parzialmente scremato puro. Quando vi sarete abituati, tagliate quest'ultimo con latte scremato. A poco a poco vi troverete a bere - e ad apprezzare - il latte totalmente scremato da solo.

Aggiungete un addensante. Una delle cose che a molti non piace del latte totalmente scremato è la consistenza molto fluida. Per renderlo più denso e cremoso, provate ad aggiungere a ogni tazza di latte scremato da 2 a 4 cucchiai di latte scremato in polvere.

Cambiate marca. Se non siete soddisfatti del latte che avete bevuto finora, provate le versioni più cremose che offre il mercato. Oppure cercate il latte rafforzato con proteine, che è completamente scremato con l'aggiunta di sostanze solide non grasse.

Inseritelo in altri piatti. Anche se non è la vostra bevanda preferita, il latte si può consumare sotto altre forme. Per esempio, utilizzando latte parzialmente scremato anziché acqua per preparare il porridge si può portare da 20 a 320 milligrammi il contenuto di calcio della prima colazione.

LIMONI E LIMETTE

La forza dell'acido

Il sapore acido di limoni e limette potrà anche piacere, ma è molto probabile che nessuno ne abbia mai mangiato uno intero senza zucchero. Eppure nell'Ottocento la gente andava letteralmente matta per questi frutti di cui non apprezzava tanto il sapore, quanto le proprietà curative.
I marinai inglesi, per esempio, tracannavano spremute di limone per prevenire lo scorbuto, una grave malattia dovuta alla carenza di vitamina C. (I limoni erano diventati talmente importanti per la Royal Navy che i soldati di Sua Maestà britannica furono soprannominati «*limeys*».) E in California, durante la corsa all'oro, quando la frutta fresca scarseggiava come in alto mare, i minatori erano disposti a pagare grosse cifre per un po' di limoni.

Un mare di vitamina C

La vitamina C è forse il più potente di tutti i nutrienti conosciuti. Durante la brutta stagione è ricercatissima perché abbassa i livelli di istamina, un composto organico che fa arrossare gli occhi e colare il naso. Ha anche un forte effetto antiossidante, contribuisce cioè a neutralizzare le pericolose molecole di ossigeno libere nel corpo che favoriscono lo sviluppo di tumori e malattie cardiache. Il nostro organismo inoltre ha bisogno della vitamina C per produrre il collagene, ovvero la sostanza che tiene unite tra loro le cellule e che serve a guarire tagli e ferite.
Sia la polpa sia il succo di limoni e limette sono ricchi di vitamina C. Un grosso limone, per esempio, ne contiene circa 45 milligrammi, pari al 75 per cento del fabbisogno giornaliero. Anche le limette non sono male: una piccola ne contiene circa 20 milligrammi, equivalenti al 33 per cento del fabbisogno giornaliero.
Naturalmente, a meno di avere una lingua di amianto e una passione sfrenata per l'acido, è difficile riuscire a mangiare un intero limone al giorno, ma qualche goccia di succo di limone sull'insalata o sul pesce o un bicchiere di spremuta fresca possono fare molto per aumentare l'apporto di questo nutriente così importante.

La scorza che dà forza

Ma la storia di limoni e limette non finisce con la vitamina C. Essi contengono altre sostanze, quali limonina e limonene, che limitano i danni cellulari da cui può derivare la formazione di tumori.

Il limonene, che si trova soprattutto nella buccia, intensifica l'attività delle proteine che favoriscono l'eliminazione dell'estradiolo, un ormone che è risultato legato al tumore della mammella. Si sa inoltre che il limonene aumenta il livello degli enzimi epatici capaci di eliminare le sostanze chimiche cancerogene.

In Europa le industrie alimentari aggiungono buccia di limone alla farina dei prodotti da forno per le sue virtù curative, afferma Antonio Montanari, ricercatore presso il Florida Department of Citrus Research Center di Lake Alfred. «Qui in America buttiamo via quella che è forse la parte migliore del frutto», aggiunge.

Qualche suggerimento

Il sapore è nella buccia. Che stiate preparando meringhe al limone o semplicemente cercando di rendere più appetitoso lo yogurt al limone comprato al supermercato, non lesinate sulla buccia. Il benefico limonene rappresenta circa il 65 per cento degli oli contenuti nella scorza di limone, afferma Michael Gould, professore di oncologia umana alla University of Wisconsin Medical School di Madison.

Conservate la scorza. Se la scorza di limone fresca contiene la massima quantità di sostanze utili, anche secca non è disprezzabile, sostiene il dottor Montanari. La scorza di limone essiccata è in vendita nelle drogherie e nel reparto spezie di tutti i supermercati.

Viva le spremute. Dal momento che limoni e limette sono così acidi, l'unico modo per consumarne una certa quantità è sotto forma di spremute zuccherate. Molti preferiscono il succo concentrato surgelato perché è comodo e contiene la maggior parte delle sostanze necessarie, ma la spremuta fresca è ancora migliore. Basta spremere limoni o limette e aggiungere zucchero o miele a piacere e, per aumentare la dose di limonene, guarnire con un po' di scorza.

Provateli insieme. Per dare un tocco esotico, caraibico, a una semplice limonata, provate ad aggiungervi un po' di succo di limetta, fresco o in bottiglia (tenendo presente che fresco contiene un terzo di vitamina C in più).

MELE

Persino la buccia fa bene

Non c'è da sorprendersi se fin dai tempi più antichi la mela è stata considerata simbolo di buona salute e vitalità. Tanto per cominciare, è un frutto comodissimo, che si può mangiare sempre e dovunque. Basta portarsene una nella valigetta, nello zaino, nella borsa, bell'e pronta nella sua buccia protettiva e gustosa, che nasconde una polpa dolce e acidula al tempo stesso. Si direbbe quasi che, al momento di creare le mele, l'architetto dell'universo abbia pensato: «Visto che sono così buone, le farò anche facili da mangiare».

Ma le mele sono qualcosa di più di uno snack genuino: numerosi studi suggeriscono che chi mangia mele va incontro a un minor rischio di malattie cardiache e in laboratorio le mele hanno dimostrato di avere la proprietà di arrestare lo sviluppo delle cellule tumorali. Anche se i risultati delle ricerche scientifiche in merito non sono ancora definitivi, quindi, sembra proprio che una o due mele al giorno possano contribuire non poco a togliere il proverbiale medico di torno.

Una questione di pelle

Anche se molti apprezzano soprattutto la polpa, gran parte delle proprietà benefiche delle mele risiedono nella buccia, che contiene una quantità piuttosto elevata - circa 4 milligrammi - di una sostanza detta quercetina. Come la vitamina C e il betacarotene, la quercetina è antiossidante e, impedendo alle molecole di ossigeno nocive di danneggiare le cellule, a lungo andare può prevenire le alterazioni cellulari capaci di provocare il cancro.

La quercetina, tra l'altro, ha un potere antiossidante particolarmente notevole. Un gruppo di ricercatori finlandesi ha confrontato la quantità di vari antiossidanti assunti tramite la dieta con il rischio di insorgenza di una malattia cardiaca in un periodo di venti anni: dall'analisi dei dati è risultato che tra gli uomini con l'apporto più alto di quercetina e altri antiossidanti (nella loro dieta era compreso circa un quarto di mela) il rischio di cardiopatia era del 20 per cento più basso rispetto a coloro che ne assume-

vano meno e i ricercatori sono giunti alla conclusione che questo fosse dovuto prevalentemente alla quercetina.
Nel corso di uno studio condotto nei Paesi Bassi è stato accertato che il rischio di attacco cardiaco era del 32 per cento più basso tra gli uomini che consumavano una mela al giorno (insieme a 2 cucchiai di cipolle e quattro tazze di tè) rispetto a coloro che ne mangiavano meno.
«Una mela al giorno quindi non può fare che bene», dice Lawrence H. Kushi, professore associato di igiene pubblica, nutrizione ed epidemiologia alla University of Minnesota di Minneapolis.
Le malattie cardiache non sono l'unica patologia grave contro cui si è dimostrata efficace la quercetina, che risulta avere anche notevoli proprietà antitumorali. Da esperimenti di laboratorio è emerso che può inibire sia la crescita sia la diffusione delle cellule tumorali.
«Esponendo cellule isolate a una sostanza cancerogena e poi mettendole a contatto con quercetina, si previene la mutazione, si impedisce cioè alla sostanza cancerogena di fare effetto», spiega il dottor Kushi. «E la quercetina è una delle sostanze di cui le mele sono relativamente più ricche.»

Fibre in quantità

A parte i risultati delle ricerche più recenti, le mele sono note soprattutto per l'alto contenuto di pectina e, più in generale, di fibra, sia solubile sia insolubile. Una mela di 140 grammi con la buccia contiene circa 3 grammi di fibre alimentari. «Si tratta di una buona fonte», assicura Chang Lee, docente di scienza e tecnologia dell'alimentazione alla Cornell University - New York State Agricultural Experimental Station di Geneva, nello stato di New York.
La fibra insolubile delle mele, che si trova soprattutto nella buccia, è come quella della crusca, da sempre consigliata per combattere la stipsi. Facilitare il transito intestinale non è solo una questione di benessere momentaneo: è dimostrato infatti che il buon funzionamento dell'intestino contribuisce a prevenire la diverticolosi, ovvero la formazione di sacche o tasche nell'intestino crasso, e anche il tumore del colon. Inoltre la fibra insolubile dà un forte senso di sazietà che rende le mele particolarmente indicate per chi ha problemi di peso.
La fibra solubile contenuta nelle mele, invece, simile a quella della crusca di avena, ha una funzione diversa. Anziché attraversare l'apparato digerente pressoché inalterata, la fibra solubile forma una sostanza gelatinosa che assorbe il colesterolo e in tal modo contribuisce a ridurre il rischio di malattie cardiache e ictus.
La pectina, che fa parte della fibra solubile, riduce anche la quantità di

colesterolo prodotto dal fegato, assicurando così una doppia protezione. «Inoltre, formando una sorta di gel, la pectina rallenta la digestione, il che a sua volta rallenta l'aumento della glicemia, e quindi è indicata per chi soffre di diabete», spiega la dietologa Joan Walsh, consulente nutrizionale presso il San Joaquin Delta College di Stockton, in California.
Una mela di medie dimensioni contiene 0,7 grammi di pectina, più di quanta se ne trovi nelle fragole e nelle banane.

Qualche suggerimento

Cercate le mele che anneriscono. «Alcune varietà di mele, per esempio le Granny Smith, sono state selezionate in maniera da avere un basso contenuto di quelle sostanze protettive che, quando si sbuccia un frutto, lo fanno annerire», spiega Mary Ellen Camire, professore associato di scienze alimentari e nutrizione umana alla University of Maine di Orono. Se quello che vi interessa sono le proprietà nutrizionali delle mele, quindi, date la preferenza alle varietà che anneriscono facilmente.
Non accontentatevi del succo. Sebbene contenga un po' di ferro e di potassio, il succo di mela non è un gran che rispetto al frutto intero. Durante la lavorazione, infatti, va perduta gran parte della fibra e della quercetina. Naturalmente, se l'alternativa è tra una qualsiasi bibita gassata e un succo di mela, non esitate a scegliere quest'ultimo, ma non consideratelo un sostituto della mela fresca.

Meloni e Angurie

Tutta salute

Un picnic estivo non è degno di tal nome se, quando il barbecue si è raffreddato ed è finita l'insalata di patate, qualcuno non prende un coltello e incide la robusta scorza verde di un'anguria fresca, rivelando la dolce polpa rossa all'interno.
C'è sempre un briciolo di eccitazione al momento di tagliare un'anguria o un melone, frutti racchiusi in una scorza protettiva che ne fa ogni volta una sorpresa. Ancora prima di tagliarlo, il melone stuzzica l'appetito con il suo profumo intenso e penetrante.
Un altro motivo per cui angurie e meloni dovrebbero piacerci, però, è che i ricercatori hanno scoperto che fanno molto bene alla salute. Sia le angurie sia i vari tipi di melone contengono acido folico, una vitamina del gruppo B che riduce il rischio di difetti congeniti e malattie cardiache. I meloni contengono inoltre potassio, indispensabile per mantenere la pressione arteriosa a livelli accettabili. E dal momento che il loro apporto calorico e di grassi è molto limitato, sono l'ideale per chi tiene alla linea.

Meloni per le future mamme, e non solo

L'acido folico ha alle spalle una storia non proprio esemplare. Per molto tempo i medici non hanno saputo a che cosa servisse. Sospettavano che contribuisse a prevenire i difetti congeniti, ma non c'erano grandi prove né a favore né contro tale ipotesi. Poi da uno studio su quasi 4000 madri è risultato che le donne con un apporto sufficiente di acido folico avevano anche un rischio di dare alla luce figli con anomalie del cervello e del midollo spinale (i cosiddetti difetti del tubo neurale o spina bifida) del 60 per cento inferiore rispetto a quelle con un apporto insufficiente.
Prima di cedere alle voglie tipiche della gravidanza, quindi, mettete un paio di meloni nel carrello della spesa perché sono ottime fonti di acido folico. Una tazza di melone giallo, per esempio, contiene 11 microgrammi di acido folico, pari al 3 per cento del fabbisogno giornaliero.
E se il 3 per cento non vi sembra molto, ricordate che una tazza di melone corrisponde a circa cinque bocconi e che di solito se ne mangiano come

minimo due tazze, con un apporto nel complesso decisamente buono.

Tra parentesi, va detto che non sono solo le future mamme a dover approfittare della stagione dei meloni: la stessa sostanza che previene i difetti congeniti, infatti, fa bene anche al cuore.

Il corpo ha bisogno di acido folico per controllare il livello nel sangue di una sostanza, detta omocisteina che, come spiega il dottor Killian Robinson, cardiologo alla Cleveland Clinic Foundation dell'Ohio, «se presente in eccesso contribuisce al processo di ostruzione delle arterie che a lungo andare provoca cardiopatie. Sappiamo che alle carenze di acido folico corrispondono livelli troppo elevati di omocisteina.»

Infine è dimostrato che l'acido folico riduce il rischio di polipi intestinali, escrescenze precancerose che si formano nel colon e talvolta degenerano in tumori conclamati. I ricercatori della Harvard Medical School hanno appurato che per coloro che hanno apporti elevati di acido folico il rischio di formazione di polipi nel colon è del 33 per cento inferiore rispetto a coloro che ne assorbono meno.

La giusta dose di fibra

La cosa di cui ha più bisogno l'apparato digerente è un rifornimento costante di fibra alimentare. La fibra è così importante, in effetti, che chi non ne ingerisce abbastanza va incontro a un maggior rischio di tumore oltre che a una serie di disturbi digestivi, spiega John H. Weisburger, membro anziano dell'American Health Foundation di Valhalla, nello stato di New York.

Il tipo di fibra che si trova nei meloni, la fibra solubile, è estremamente importante per mantenere in buone condizioni il colon, spiega il dottor Weisburger. Assorbendo acqua a mano a mano che attraversa l'apparato digerente, la fibra rende più voluminose e più pesanti le feci che in tal modo transitano più velocemente nell'intestino, con la conseguenza che le sostanze nocive in esse presenti restano a contatto con le pareti del colon per meno tempo.

«È dimostrato che, aumentando l'apporto di fibra, si riduce il numero di polipi nel tratto gastrointestinale e quindi anche il rischio di tumore del colon», afferma il dottor Weisburger. Tutti i frutti di questo tipo contengono fibra, ma i meloni gialli battono le angurie. Mezzo melone giallo contiene quasi 3 grammi di fibra, pari al 12 per cento del fabbisogno giornaliero.

Più meloni, meno pressione

Se siete ipertesi, probabilmente starete già seguendo una dieta con meno sale e più minerali. Non sarebbe male che mangiaste anche più meloni e

angurie. Tutti questi frutti infatti, ma soprattutto i meloni gialli, sono buone fonti di potassio, che è forse il minerale più importante per tenere bassa la pressione arteriosa.
Il potassio dei meloni funge da diuretico naturale, favorendo l'eliminazione dei liquidi in eccesso. Questo è importante perché quando il livello di liquidi è alto, la pressione sale, dice il dottor Michael T. Murray, naturopata di Bellevue, Washington, e autore di *Natural Alternatives to Over-the-Counter and Prescription Drugs.* Inoltre il potassio mantiene rilassate le pareti delle arterie e anche questo contribuisce a tenere bassa la pressione.
Agli ipertesi viene spesso consigliato un apporto di almeno 3500 milligrammi di potassio al giorno. Con i meloni è facile arrivarci. Mezzo melone giallo, per esempio, ne contiene circa 1355 milligrammi, che corrispondono a oltre un terzo del fabbisogno giornaliero. Anche le angurie contengono potassio, ma solo la metà rispetto ai meloni gialli.

Suggerimenti utili

Meglio il melone. Benché l'anguria abbia un valore nutrizionale piuttosto elevato, contiene anche tanta acqua che i nutrienti risultano assai diluiti. A parità di peso, il melone contiene più del doppio del potassio e quasi il triplo di acido folico.
Comprateli interi. Spesso i meloni e soprattutto le angurie vengono venduti a pezzi. In questo modo si ha più posto nel frigorifero, ma certamente non più nutrienti. Quando la polpa viene esposta alla luce, infatti, i nutrienti cominciano a degradarsi. È meglio perciò comprare questi frutti interi e, una volta tagliati, conservarli in frigo coperti per impedire il deterioramento delle vitamine.
Teneteli al freddo. L'acido folico si distrugge a contatto con il calore, per cui è importante conservare i meloni, sai interi sia a pezzi, al fresco e al buio.

Miele
Il meglio delle api

Nella mitologia greca, Zeus bambino fu salvato dalle api che lo nutrirono di miele mentre era nascosto in una caverna; il re degli dei ne fu così grato che le ricompensò dotandole di una grande intelligenza.

Ancora oggi, in un'epoca in cui non si può dire che i dolci scarseggino, il miele ha qualcosa di speciale. Non solo è più dolce, a parità di peso, persino dello zucchero, ma è di una consistenza ideale per spalmarlo su pane, cracker, torte.

Benché contenga tracce di vari minerali e vitamine del gruppo B, in realtà non è molto più nutriente dello zucchero, eppure ha molte virtù che allo zucchero mancano. «C'è chi, per il miele, parla di una vera e propria riscoperta di un rimedio dimenticato», afferma Peter Molan, professore di biochimica e direttore della Honey Research Unit della University of Waikato a Hamilton, in Nuova Zelanda, che da oltre quindici anni studia le virtù benefiche del miele.

Guarigione più pronta

Se vedeste un barattolo di miele nella valigetta del vostro medico, pensereste che l'abbia riempita in un momento di grande distrazione. Eppure da secoli i medici ricorrono alle proprietà curative del miele, che contiene tre ingredienti i quali lo rendono particolarmente indicato per il trattamento delle ferite. Grazie all'alta concentrazione di zucchero, il miele assorbe gran parte del trasudato contenuto nelle ferite rendendo l'ambiente meno adatto alla sopravvivenza dei batteri, spiega il dottor Molan. Molti tipi di miele contengono poi notevoli quantità di perossido di idrogeno, cioè di acqua ossigenata, la stessa che si usa di solito per disinfettare tagli ed escoriazioni, e propoli, un ingrediente del nettare dall'effetto battericida. In laboratorio il dottor Molan ha cosparso di miele sette tipi di batteri che spesso provocano infezioni delle ferite. «Tutti e sette sono stati neutralizzati dal miele», afferma.

Dolce dentro

Così come riesce a fermare le infezioni superficiali, il miele ci può anche aiutare a rimanere sani dentro. In Nuova Zelanda, per esempio, c'è un tipo di miele, il Manuka, prodotto quando le api si nutrono del polline di un arbusto locale, che uccide i batteri responsabili delle ulcere gastriche. In un piccolo studio sono stati somministrati quattro cucchiai di miele di Manuka al giorno ad alcuni malati di ulcera. «I sintomi si sono attenuati in tutti i pazienti», afferma il dottor Molan.

Il miele è utile anche per il trattamento della diarrea che, soprattutto nei bambini, può essere pericolosa perché causa disidratazione. Per reintegrare i liquidi e i minerali essenziali, in passato i medici prescrivevano soluzioni zuccherine, ma una soluzione a base di miele probabilmente è ancora più efficace perché il miele uccide i batteri intestinali che sono all'origine del disturbo. I ricercatori dell'Università del Natal in Sud Africa hanno scoperto che quando ai bambini affetti da diarrea dovuta a un'infezione batterica veniva somministrata una soluzione di miele, si riprendevano in metà del tempo necessario a quelli trattati con la tradizionale soluzione di zucchero.

Sembra poi che il miele sia efficace anche contro la stipsi. Contiene infatti grandi quantità di fruttosio, uno zucchero capace di arrivare nell'intestino crasso senza essere stato digerito. Quando la flora batterica intestinale inizia la fermentazione, l'acqua viene attirata nell'intestino e funge da lassativo, spiega il dottor Marvin Schuster, direttore del Marvin M. Schuster Digestive and Motility Disorders Center del Johns Hopkins Bayview Medical Center di Baltimora, e ricorda che il miele contiene una percentuale di fruttosio superiore a qualsiasi altro alimento.

Qualche suggerimento

Cercate il miele grezzo. Le alte temperature cui viene sottoposto il miele durante la pastorizzazione neutralizzano alcune delle sostanze benefiche, dice il dottor Molan. Per ottenere il massimo effetto battericida, l'ideale è il miele grezzo, non trattato.

Il migliore del mondo è il miele di Manuka. Quasi tutti i tipi di miele grezzo contengono principi attivi, ma secondo il dottor Molan il migliore, soprattutto per chi intende usarlo per curare un'ulcera, è il Manuka, che si trova nei negozi di prodotti biologici e nelle erboristerie (si possono effettuare anche acquisti on-line). È importante però controllare sull'etichetta che si tratti di «miele di Manuka attivo»: solo se contiene i principi attivi, infatti, è efficace contro l'ulcera, spiega il dottor Molan.

Olio d'Oliva

Un elisir per il cuore

Quando oltre quarant'anni fa cominciarono a studiare le abitudini alimentari degli abitanti dell'isola di Creta, gli scienziati rimasero esterrefatti nell'accorgersi che, nonostante la cucina tradizionale greca fosse molto ricca di grassi, la percentuale di malattie cardiache tra la popolazione era bassissima.
Da allora i medici hanno esaminato tutti i fattori possibili per spiegare le condizioni di salute eccezionalmente buone dei greci e una delle conclusioni cui sono giunti è che siano dovute all'olio d'oliva. «Evidentemente i greci fanno qualcosa di giusto e a quanto pare l'olio d'oliva svolge un ruolo critico», commenta il dottor Dimitrios Trichopoulos, professore di epidemiologia e profilassi antitumorale alla Harvard School of Public Health.
Tutti dovrebbero seguire l'esempio dei greci: l'olio d'oliva non solo riduce il rischio di malattie cardiache, ma anche quello di tumore della mammella.

Un grasso migliore

L'olio d'oliva è un grasso monoinsaturo. I medici non sanno esattamente perché, ma sostituendo i grassi saturi con olio d'oliva si ottiene un abbassamento del livello di colesterolo LDL, mentre il benefico colesterolo HDL resta invariato.
In Grecia si cucina con l'olio d'oliva e si usano pochissimo burro o margarina, aggiunge il dottor Trichopoulos. I pasti principali, inoltre, sono costituiti da verdura o legumi anziché carne e quindi, anche usando molto olio, la quantità di grassi saturi resta bassa.
I buoni risultati garantiti da questo regime alimentare sono stati sintetizzati in un grande studio scientifico, intitolato Seven Countries Study, dal quale è emerso che mentre tra gli uomini americani di mezz'età il 46 per cento dei decessi è dovuto a malattie di cuore, a Creta la percentuale scende al 4 per cento, cioè meno di un decimo di quella americana.

Nutrienti per il cuore

Non sono solo gli acidi grassi monoinsaturi a rendere così benefico per il cuore l'olio d'oliva: esso contiene infatti anche altre sostanze capaci di prevenire i danni alle arterie.

Vediamo come. Il corpo produce spontaneamente pericolose molecole di ossigeno, dette radicali liberi, che alterano il colesterolo LDL in circolazione nel sangue favorendone l'adesione alle pareti arteriose. Molte delle sostanze presenti nell'olio d'oliva, per esempio i polifenoli, sono antiossidanti, cioè capaci di neutralizzare i radicali liberi prima che facciano danni, spiega il dottor Trichopoulos, per cui consumando più olio di oliva si riescono a mantenere più pulite le arterie.

Il miglior amico delle donne

L'olio d'oliva è rinomato soprattutto per le proprietà cardioprotettive, ma sembra che sia molto utile anche per prevenire i tumori della mammella. In uno studio che ha interessato oltre 2300 donne, i ricercatori della Harvard School of Public Health e della Scuola di Igiene Pubblica di Atene hanno riscontrato che le donne che consumavano olio di oliva più di una volta al giorno avevano un rischio di ammalarsi di tumore della mammella del 25 per cento minore rispetto a quelle che lo usavano più raramente. E in effetti la probabilità di morire di questo tumore per le donne greche è più bassa che per le americane.

«Non sappiamo ancora esattamente come si spieghi questo effetto protettivo», dice il dottor Trichopoulos. L'olio d'oliva è ricco di vitamina E, che previene i danni cellulari da cui può nascere il cancro. E probabilmente quegli stessi polifenoli che impediscono ai radicali liberi di nuocere al cuore intervengono anche nella prevenzione dei tumori.

Qualche suggerimento

Sempre e solo extravergine. Tutti i tipi di olio d'oliva sono ricchi di acidi grassi monoinsaturi, ma non tutti contengono la stessa quantità di polifenoli. La massima concentrazione si trova nell'olio «extravergine», cioè ottenuto dalla prima spremitura di olive perfettamente mature. Solo così si ricava un olio con tutti i polifenoli e senza acidi dal sapore amaro.

Conservare al fresco. Se non lo si usa spesso, l'olio va a male: prende un sapore cattivo e al tempo stesso perde le sostanze più utili. Per questo, una volta aperta, la bottiglia va conservata in un luogo fresco e al riparo dalla luce.

PASTINACA
Un'eroina misconosciuta

Il solo nominare la pastinaca suscita sguardi interrogativi o leggermente disgustati, tanto poco conosciuta e poco amata è questa verdura dall'insolito gusto dolciastro. E certamente non potrebbe vincere un concorso di bellezza: sembra una carota che ha appena visto un fantasma.
Eppure, malgrado il sapore forte e l'aspetto squallido, il profilo nutrizionale della pastinaca è piuttosto interessante. Appartenente alla stessa famiglia del prezzemolo, è ricca di acido folico, fibra e acidi fenolici, che in laboratorio hanno dimostrato un notevole effetto antitumorale.

Fibra a volontà

Quando gli esperti compilano le loro graduatorie di sostanze benefiche per l'uomo, la fibra alimentare figura invariabilmente ai primi posti. E la pastinaca ne è un'ottima fonte. Una tazza di radice cotta ne contiene quasi 7 grammi, pari al 28 per cento del fabbisogno giornaliero.
Poco più della metà della fibra contenuta nella pastinaca è di tipo solubile, il che significa che nell'apparato digerente si trasforma in una specie di gel che impedisce l'assorbimento dei grassi e del colesterolo contenuti nei cibi. Nello stesso tempo diluisce gli acidi biliari nell'intestino contribuendo così a prevenire i tumori. Le pastinache contengono anche fibra insolubile, che accelera il passaggio delle feci nell'intestino. Questo è importante perché, meno tempo gli acidi biliari restano nell'intestino, minori sono le possibilità che danneggino le cellule, determinando alterazioni che potrebbero causare il cancro.
I vantaggi di un'alimentazione ricca di fibra sono ormai ben noti. Gli autori di una metanalisi di oltre 200 studi scientifici hanno riscontrato che consumando più fibra ci si protegge da una vasta gamma di tumori, tra cui quelli dello stomaco, del pancreas e del colon.
La fibra ha anche una notevolissima capacità di prevenire o di alleviare i sintomi di molti altri disturbi. I ricercatori hanno scoperto per esempio che mangiando una quantità sufficiente di fibra si possono prevenire le emorroidi e altri disturbi intestinali. La fibra infine aiuta a controllare le oscillazioni della glicemia che caratterizzano il diabete.

Prevenzione dell'ictus

Secondo alcuni esperti la carenza nutrizionale più diffusa è quella di acido folico, soprattutto tra i giovani che hanno l'abitudine di mangiare nei fast food dove il cibo generalmente è privo di vitamine. Le pastinache, con 91 microgrammi per tazza, pari al 23 per cento del fabbisogno giornaliero, sono un'ottima fonte di acido folico.

È dimostrato che con un apporto sufficiente di acido folico è possibile prevenire alcuni difetti congeniti e forse anche ridurre il rischio di ictus. L'acido folico fa diminuire i livelli ematici di omocisteina, una sostanza capace di ostruire le arterie e fermare la circolazione del sangue. I ricercatori della Harvard Medical School ritengono che l'acido folico, insieme con il potassio, abbia contribuito notevolmente a ridurre il rischio di ictus tra i partecipanti al famoso Framingham Heart Study.

I ricercatori hanno scoperto inoltre che tra i soggetti che mangiavano la maggiore quantità di verdura fresca l'incidenza dell'ictus era del 59 per cento più bassa rispetto a quelli che ne consumavano meno. Bastava aumentare anche di poco la percentuale di frutta e verdura per ottenere notevoli benefici. Dallo studio è emerso inoltre che bastavano tre porzioni di frutta e verdura al giorno in più per ridurre il rischio di ictus del 22 per cento.

Ovviamente, a meno che non abbiate un'insana passione per la pastinaca, è poco probabile che ne mangiate tre o più porzioni al giorno, ma anche solo mezza tazza può bastare ad assicurare fibra, acido folico e circa 280 milligrammi di potassio, pari all'8 per cento del fabbisogno giornaliero. E questo può fare molto per tenere in buone condizioni le arterie.

La prova del fuoco

Gli scienziati non hanno ancora scoperto tutte le meraviglie della pastinaca, ma da ricerche preliminari risulta che contengono sostanze che potrebbero avere un impatto diretto sulle cellule tumorali.

Insieme a sedano e carote, la pastinaca fa parte della famiglia delle Ombrellifere, caratterizzata dalla presenza di una serie di fitonutrienti naturali che in laboratorio hanno dimostrato la capacità di fermare la diffusione delle cellule tumorali. Tra i fitonutrienti più importanti ci sono gli acidi fenolici, che agiscono aderendo alle sostanze potenzialmente cancerogene e creando molecole più grosse che l'organismo non è in grado di assorbire.

È dimostrato inoltre che alcune Ombrellifere possono combattere i tumori inibendone lo sviluppo.

I risultati sono ancora preliminari, per cui non sappiamo quanto siano efficaci le pastinache nel bloccare i tumori ma, nel frattempo, imparate ad apprezzarle per tutta la fibra e l'acido folico che contengono.

Qualche suggerimento

Eliminate le foglie. Prima di mettere le pastinache nel frigo, tagliate via le foglie che altrimenti sottrarranno alle radici tutta l'umidità e i nutrienti. È un consiglio della dietologa Densie Webb, coautore di *Foods for Better Health.*

Tagliate via la cima e la punta. I pesticidi tendono ad accumularsi agli estremi della radice di pastinaca, dice la dottoressa Webb. Prima di cuocerle, quindi, è bene tagliare via circa un centimetro dalla cima e dalla punta.

Conservare al freddo. Sebbene molte radici commestibili si conservino bene a temperatura ambiente, è consigliabile tenere le pastinache nel frigorifero o in cantina. «Conservate in un luogo fresco e umido, le pastinache non appassiranno e manterranno intatto il loro valore nutrizionale», dice la dietologa Susan Thom, portavoce dell'American Dietetic Association e consulente nutrizionale di Brecksville, nell'Ohio.

Fate provvista con anticipo. Se conservate in frigorifero in un sacchetto di plastica traforato o non sigillato ermeticamente, le pastinache durano un paio di settimane. «Più a lungo si tengono, più dolci diventano», dice Susan Thom. «Perché una parte dell'amido si trasforma in zucchero. Contrariamente alla maggior parte delle verdure, che si deteriorano velocemente, le pastinache durano a lungo.»

Prima bollite e poi sbucciate. Alcuni dei nutrienti contenuti nelle pastinache sono solubili in acqua e vanno perduti durante la cottura. «Sono molto delicate, nell'acqua bollente certe vitamine se ne vanno», avverte Anne Dubner, portavoce dell'American Dietetic Association e consulente nutrizionale di Houston.

In effetti bollendo le pastinache sbucciate si rischia di perdere quasi la metà dei nutrienti idrosolubili. Il trucco, naturalmente, sta nel cuocerle con la pelle e raschiarla via dopo averle lasciate raffreddare.

Patate

Il tubero più nutriente

Nell'antichità, in quello che fu poi chiamato Nuovo Mondo, le popolazioni delle Ande peruviane e boliviane usavano un'infinità di nomi diversi per indicare le patate, tanto erano importanti.
Nei circa 4000 anni trascorsi da allora, la reputazione di questi tuberi ricchi di amidi ha subito numerosi alti e bassi. Ai *conquistadores* spagnoli le patate parvero curiose quanto bastava per portarne alcuni esemplari nel Vecchio Mondo ed entro breve esse divennero pane quotidiano a bordo dei velieri spagnoli perché prevenivano lo scorbuto. In Europa, invece, le patate ebbero meno fortuna non per qualche inconveniente intrinseco, ma perché appartenevano alle Solanacee, una famiglia vegetale che comprende moltissime piante velenose, tra cui la belladonna. Le patate, più che apprezzate, erano temute.
Alla fine però botanici e buongustai scoprirono la verità: le patate non sono neanche lontanamente pericolose, anzi, sono un alimento prezioso e ben presto divennero la più diffusa tra le specie coltivate. In effetti non è raro trovare persone che, in vari modi, mangiano patate a ogni pasto.
«La patata contiene un po' di tutto», sostiene Mark Kestin, presidente del corso di nutrizione della Bastyr University e assistente affiliato di epidemiologia alla University of Washington, entrambe a Seattle. E aggiunge: «Volendo, si potrebbero coprire molti dei fabbisogni nutrizionali con le sole patate».

Una buccia preziosa

Le virtù curative delle patate cominciano dalla pelle, che contiene una sostanza antitumorale, l'acido clorogenico, come spiega Mary Ellen Camire, professore associato e capo del dipartimento di scienza alimentare e nutrizione umana della University of Maine a Orono. Da studi di laboratorio risulta che questo acido permette alla fibra contenuta nelle patate di assorbire il benzo(a)pirene, sostanza cancerogena che si trova nei cibi affumicati come per esempio gli hamburger cotti alla griglia.
«L'acido si lega alla sostanza cancerogena formando una molecola troppo grossa perché l'organismo riesca ad assorbirla», spiega ancora la dottoressa Camire. «Nel nostro esperimento ne ha impedito quasi completamente l'assorbimento.»

Un taglio alla pressione

Normalmente non si pensa che le patate contengano molto potassio, eppure una patata di circa 200 grammi, cotta in forno, contiene il doppio del potassio rispetto a una banana di medie dimensioni. Una sola patata cotta in forno con la buccia apporta circa 1137 milligrammi di questo minerale, pari a quasi un terzo del fabbisogno giornaliero.

Il potassio è importante perché attenua l'effetto ipertensivo del sale. Per alcune persone aumentare l'apporto di potassio consumando più patate può significare prendere meno farmaci per la pressione, fa notare il farmacista Earl Mindell, professore di nutrizione alla Pacific Western University di Los Angeles e autore di *Earl Mindell's Food as Medicine*. In uno studio su 54 soggetti ipertesi, la metà dei partecipanti ha introdotto nella dieta alimenti ricchi di potassio come le patate e l'altra metà ha mantenuto le normali abitudini alimentari. Al termine dell'esperimento, riferisce il dottor Mindell, l'81 per cento dei mangiatori di patate erano riusciti a controllare la pressione con meno della metà del dosaggio di farmaci che usavano in precedenza.

Salvatrice della glicemia

Non si pensa mai all'effetto della vitamina C sulla glicemia, ma stanno emergendo dati secondo i quali questo antiossidante dai noti effetti preventivi delle malattie cardiache potrebbe essere utile anche per i diabetici. Tra l'altro, la vitamina C sembra essere efficace anche nel limitare i danni alle proteine causati dai radicali liberi, molecole di ossigeno nocive per i tessuti organici.

Da uno studio svolto nei Paesi Bassi è risultato che gli uomini che seguivano un'alimentazione sana, mangiando non solo molte patate ma anche pesce, verdura e legumi, avevano un rischio minore di diabete. Non è ancora stato chiarito quale sia il meccanismo protettivo, ma i ricercatori ipotizzano che gli antiossidanti, tra cui la vitamina C, contribuiscano a tenere gli zuccheri in eccesso fuori dalla circolazione sanguigna. Una patata da circa 200 grammi contiene 27 milligrammi di vitamina C, pari al 45 per cento del fabbisogno giornaliero.

Dal momento che sono ricche di carboidrati complessi, le patate sono indicate anche per chi già soffre di diabete. I carboidrati complessi devono essere scomposti in zuccheri semplici prima di essere assorbiti, il che significa che entrano in circolazione non tutti insieme, ma in maniera graduale. Questo, a sua volta, contribuisce a una maggiore stabilità della glicemia indispensabile per controllare la malattia.

Per i diabetici infine le patate hanno il grande vantaggio di aiutare a tenere sotto controllo il peso, il che è importante perché chi è sovrappeso fatica di più a produrre la quantità necessaria di insulina, l'ormone che permette di trasferire gli zuccheri dalla circolazione sanguigna alle singole cellule. Inoltre, se si è sovrappeso, l'insulina secreta dall'organismo è meno efficace. Le patate, che danno un forte senso di sazietà, aiutano a mangiare meno. In uno studio sui meccanismi della fame cui hanno partecipato 41 studenti della University of Sydney in Australia è stato riscontrato che le patate davano più sazietà di altri alimenti e nello stesso tempo apportavano meno calorie. In una scala della sazietà in cui al pane bianco era attribuito il valore di 100, ai fiocchi d'avena 209 e al pesce 225, le patate battevano tutti i record con un punteggio di 323.

Qualche suggerimento

Non disdegnate la buccia. Per trarre il massimo giovamento dalle proprietà antitumorali delle patate, bisogna mangiare anche la buccia, sostiene la dottoressa Camire. Questo è particolarmente importante quando si mangiano cibi cotti alla griglia, che hanno sempre in superficie piccole dosi di sostanze cancerogene.

Per questo è consigliabile accompagnare hamburger, hot dog o altri alimenti grigliati e affumicati con patate al forno o con un'insalata di patate (con la buccia).

Cuocere con cura. Le patate si mangiano soprattutto bollite, ma dal punto di vista nutrizionale questo è il metodo di cottura meno indicato, perché la vitamina C e alcune vitamine del gruppo B in tal modo finiscono nell'acqua. Secondo la dietologa Marilyn A. Swanson, professore e capo del dipartimento di nutrizione e scienza alimentare della South Dakota University di Brookings, bollite le patate perdono quasi la metà della vitamina C, un quarto dell'acido folico e il 40 per cento del potassio.

Quando preparate le patate bollite, per recuperare parte dei nutrienti tenete da parte l'acqua di cottura e utilizzatela per altri piatti, per esempio minestre o stufati.

Al forno e a vapore le patate cuociono senza perdere nutrienti. «Il forno a microonde è il metodo migliore», sostiene la dietologa Susan Thom, portavoce dell'American Dietetic Association e consulente nutrizionale a Brecksville, nell'Ohio.

Preparatele all'ultimo momento. I cuochi indaffarati hanno l'abitudine di pelare e tagliare le patate in anticipo, tenendole poi immerse nell'acqua perché non diventino scure. In questo modo le patate restano fresche, sì, ma vengono private di molti preziosi nutrienti.

Peperoncino Rosso
Un guaritore infuocato

«Quel che non ammazza ingrassa», dice il proverbio, e potrebbe essere il motto del peperoncino, di cui molte persone non solo tollerano, ma addirittura amano il bruciore. Forse lo fanno solo per il gusto di stupire coloro il cui stomaco non regge nulla di più forte del ketchup, o per il «brivido» che provoca l'ingestione di questi piccantissimi frutti rossi; fatto sta che gli appassionati del peperoncino non perdono occasione per insaporire così non solo i piatti tradizionali delle varie cucine esotiche in cui è richiesto, ma anche frittate, stufati e persino insalate.
D'altronde il peperoncino non è solo un condimento, un aroma: è noto in tutto il mondo per le sue proprietà curative, oltre che termogenetiche. Fin dai tempi più antichi con i peperoncini piccanti o di Caienna sono stati curati tosse, raffreddore, sinusite e bronchite, afferma il dottor Irwin Ziment, professore di medicina alla University of California di Los Angeles. Sembra che possano contribuire a ridurre il colesterolo LDL, cioè quello associato con ictus, ipertensione e malattie cardiache. Pare inoltre che, per quanto possa sembrare incredibile, i peperoncini prevengano le ulcere gastriche.

Combattere il raffreddore con il caldo

Gli amanti del peperoncino da tempo sostengono che, nelle sue numerose varietà, è un ottimo decongestionante, capace di liberare in men che non si dica il naso chiuso. In effetti il sapore piccante del peperoncino o dei suoi derivati, per esempio il Tabasco, sono talvolta efficaci quanto i farmaci da banco contro il raffreddore, come conferma il dottor Ziment. «Alcuni degli alimenti che nei secoli passati si utilizzavano contro le malattie dell'apparato respiratorio, tra cui i peperoncini piccanti, sono molto simili ai farmaci di oggi.»
La sostanza grazie alla quale il peperoncino libera così efficacemente il naso si chiama capsaicina ed è la stessa che lo rende piccante. Dal punto di vista chimico la capsaicina è molto simile a una molecola, la guaifenesina, che entra nella composizione di molti farmaci da banco e non contro il raffreddore, per esempio il Robitussin [N.d.T. Sciroppo per la tosse non

più in vendita in Italia], afferma il dottor Ziment.
Naturalmente l'impatto immediato sarà maggiore mangiando un peperoncino che non prendendo un farmaco: non appena il peperoncino tocca la lingua, il cervello riceve da bocca, lingua, gola e stomaco una massa di segnali alla quale risponde stimolando le ghiandole secretorie delle vie respiratorie. Il risultato è una produzione di liquidi che fa piangere gli occhi, colare il naso e fluidifica il muco nei polmoni, spiega il dottor Ziment.
In altre parole, il peperoncino è un decongestionante ed espettorante naturale. «Contribuire ad eliminare la congestione e a liberare i seni paranasali è una caratteristica di tutti gli alimenti caldi e piccanti», aggiunge il dottor Ziment.
Non occorre una grande quantità di peperoncino per ottenere tale benefico effetto: 10 gocce di salsa piccante in una scodella di brodo di pollo possono essere molto efficaci, suggerisce Paul Bosland, professore al dipartimento di orticoltura della New Mexico State University di Las Cruces e fondatore, presso questa stessa università, del Chile Pepper Institute. «Qui nel New Mexico facciamo quasi tutti così, quando ci sentiamo male», spiega. «Con un pizzico di peperoncino passa tutto.»
Per il raffreddore il dottor Ziment consiglia un gargarismo con acqua tiepida in cui siano state diluite 10 gocce di Tabasco, «rimedio molto efficace, soprattutto per liberare i seni nasali.»

Benefico per il cuore e lo stomaco

Oltre a sbloccare le vie respiratorie, il peperoncino può anche ridurre il tasso di colesterolo nel sangue, afferma Earl Mindell, farmacista e professore di nutrizione alla Pacific Western University di Los Angeles e autore di *Earl Mindell's Food as Medicine*. «Quando ad animali di laboratorio viene somministrata una dieta ad alto tenore di capsaicina e povera di grassi saturi, il colesterolo "cattivo" LDL diminuisce», spiega.
Sembra che mangiando peperoncini sia anche possibile fluidificare il sangue. I ricercatori del Max Planck Institute tedesco hanno scoperto che, rallentando il processo di coagulazione del sangue, il peperoncino può ostacolare la formazione di trombi che a loro volta possono provocare attacchi cardiaci e ictus.
Per anni i medici hanno consigliato a chi era predisposto all'ulcera di evitare i cibi piccanti, ma da recenti ricerche sembrerebbe che sia meglio fare il contrario e che i peperoncini impediscano l'insorgere di ulcere gastriche.
Pare infatti che, stimolando la produzione di succhi gastrici protettivi, la capsaicina protegga la mucosa dello stomaco dagli acidi e dall'alcol che causano l'ulcera. I ricercatori del National University Hospital di Singapore hanno scoperto che coloro che consumavano le quantità più

elevate di peperoncino in polvere avevano meno ulcere e hanno ipotizzato che il fattore protettivo sia costituito proprio dal peperoncino o dalla capsaicina.

Vitamine infuocate

Aumentare il consumo di peperoncino può servire a rafforzare gli strumenti che ognuno di noi ha a disposizione contro l'invecchiamento, perché si tratta di una buona fonte di vitamina C e betacarotene (poi convertito in vitamina A dall'organismo).

Questi antiossidanti contribuiscono a proteggere il corpo «neutralizzando» i radicali liberi, cioè le pericolose molecole di ossigeno che si accumulano spontaneamente e danneggiano le cellule. Secondo gli esperti aumentando l'apporto di vitamine antiossidanti è possibile prevenire quei danni che possono degenerare in tumori, cardiopatie e ictus, oltre che problemi quali l'artrite e l'abbassamento delle difese immunitarie.

Un peperoncino piccante contiene fino a 3 milligrammi di betacarotene, pari al 30-50 per cento della quantità consigliata dalla maggior parte degli esperti. Alcuni studi dimostrano che i tumori e le malattie cardiache sono meno frequenti tra coloro che consumano una maggiore quantità di alimenti ricchi di betacarotene. Un peperoncino contiene inoltre quasi 5000 unità internazionali di vitamina A, pari al 100 per cento del fabbisogno giornaliero, e oltre 100 milligrammi di vitamina C, pari a quasi il doppio del fabbisogno giornaliero.

Qualche suggerimento

Imparate ad apprezzarli crudi. Anche se per qualcuno possono risultare troppo forti, è dai peperoncini crudi che si ricava il massimo apporto di vitamina C, che va distrutta durante la cottura, dice il dottor Bosland.

La capsaicina, invece, non si altera durante la cottura, per cui se è questa la sostanza che vi interessa - per esempio per decongestionare le vie respiratorie - potete cuocere tranquillamente i peperoncini.

Non dimenticate la pellicina. Dentro i peperoncini c'è una sottile pellicina che tiene attaccati i semi alla polpa, ed è qui che secondo gli scienziati si concentra la massima quantità di capsaicina.

Conservate la polvere. A temperatura ambiente il peperoncino in polvere perde a poco a poco il betacarotene. «Conservate il peperoncino al fresco e al riparo dalla luce, per esempio nel frigorifero», consiglia il dottor Bosland. Un altro accorgimento per conservare intatto il betacarotene consiste nel comprare i peperoncini interi e macinarli via via che occorrono.

Piccante quanto basta. Il peperoncino più piccante di tutti non è necessariamente quello che fa più bene, per cui non costringetevi a soffrire inutilmente. Le gradazioni di sapore sono tante, adatte per tutti i gusti.

PEPERONI

Sapore e salute

Fu Cristoforo Colombo, di ritorno dalle Americhe, a portare in Spagna i peperoni, insieme alla notizia che il mondo era rotondo, e ben presto essi diventarono parte integrante della cucina spagnola.
Dato il sempre maggiore interesse per le diverse tradizioni gastronomiche, peperoni di tutti i colori, dal verde al giallo al rosso fuoco a seconda della varietà e del grado di maturazione, si trovano ormai ovunque. Oltre che nelle insalate, vengono usati per minestre, salse, purè e per condire la pasta. E non aggiungono soltanto un tocco di sapore alle ricette: sono ricchi di nutrienti capaci di combattere cataratta e malattie cardiache. A differenza dei loro parenti dal sangue *caliente* - i peperoncini - i peperoni si possono mangiare in grande quantità, con grande beneficio per la salute.

Ripieni di antiossidanti

Pur essendo meno rinomati di broccoli, cavolfiori e altri alimenti molto energetici, i peperoni sono ricchissimi di nutrienti, soprattutto vitamina C e betacarotene. (Di norma, più sono rossi, più betacarotene contengono.)
A parità di peso, poche verdure contengono tanto betacarotene (che nell'organismo si trasforma in vitamina A) quanto i peperoni rossi. Questo è importante perché il betacarotene è indispensabile per il buon funzionamento del sistema immunitario ed è antiossidante, cioè capace di neutralizzare quelle molecole di ossigeno dannose per i tessuti, dette radicali liberi, che secondo gli esperti contribuiscono a provocare patologie gravi come cataratta e cardiopatie.
I peperoni rossi sono talmente ricchi di antiossidanti che un gruppo di ricercatori tedeschi li ha addirittura definiti un «must» per tutti coloro che hanno bisogno di un'integrazione di questo antiossidante essenziale. Un peperone contiene 4 milligrammi di betacarotene, pari al 40-66 per cento del livello di assunzione raccomandato di 6-10 milligrammi.
Sia rossi sia verdi i peperoni contengono anche dosi abbondanti di un altro efficace antiossidante, la vitamina C. Mezza tazza di peperone verde tagliato a pezzi (circa mezzo peperone) contiene 45 milligrammi di vitamina C, pari al 74 per cento del fabbisogno giornaliero; la stessa quantità

di peperone rosso ne contiene addirittura 142 milligrammi, pari al 236 per cento del fabbisogno giornaliero e più del doppio della quantità di vitamina C che si ricava da un'arancia di medie dimensioni.
La combinazione di vitamina C e betacarotene garantisce una buona protezione dalla cataratta. In uno studio che ha interessato oltre 900 persone, alcuni ricercatori italiani hanno accertato che coloro che mangiavano regolarmente peperoni e altri alimenti ricchi di betacarotene avevano una probabilità significativamente più bassa di ammalarsi di cataratta.
L'unico inconveniente dei peperoni è che la concentrazione di nutrienti varia a seconda dell'ambiente in cui vengono coltivati, sostiene il dottor Paul Bosland, docente presso il dipartimento di orticoltura della New Mexico State University di Las Cruces e fondatore presso questo ateneo del Chile Pepper Institute. «È consigliabile comprare sempre peperoni coltivati in condizioni ideali, cioè a temperatura costante di 20 gradi centigradi circa, perché contengono il massimo di betacarotene», spiega. Questo significa che i peperoni più nutrienti sono quelli di stagione, che maturano tra luglio e settembre, ma gli scienziati ne stanno mettendo a punto una nuova varietà con un contenuto costante di nutrienti.

Qualche suggerimento

Cuoceteli poco. Dal momento che la vitamina C è molto delicata e viene distrutta facilmente durante la cottura, per sfruttarla al meglio i peperoni andrebbero mangiati crudi. Tuttavia, affinché le cellule fibrose rilascino il betacarotene, occorre un po' di calore, per cui per ottenere il massimo di entrambi i nutrienti l'ideale è una breve cottura al vapore, in padella o nel forno a microonde.
Aggiungete un po' d'olio. Per essere assorbito dall'organismo, il betacarotene deve essere accompagnato da una piccola dose di grassi. Con l'aggiunta di un filo d'olio prima o dopo la cottura, quindi, sfrutterete al massimo questo nutriente così importante; altrimenti, se preferite i peperoni crudi, conditeli in modo da facilitare l'assorbimento del betacarotene.
Mescolateli con altre verdure. Anche se i peperoni fanno così bene, poche persone ne mangiano a sufficienza. Il modo più semplice per consumarne di più è mescolarli ad altri ingredienti, consiglia il dottor Bosland. I peperoni sono indicatissimi per esempio per ravvivare piatti di pasta, insalate di tonno e insalate verdi.
Un brindisi molto vitaminico. Un altro modo per consumare più peperoni è centrifugarli: il succo di due peperoni verdi contiene 132 milligrammi di vitamina C, il triplo della quantità che si trova in una normale porzione da mezza tazza. Da solo il succo di peperone non è particolarmente gradevole, ma è ottimo mescolato per esempio al succo di carota. Provate a centrifugare quattro o cinque carote e due peperoni verdi: otterrete un supercocktail antiossidante.

PERE

Il frutto che combatte il colesterolo

Parlando di alimentazione sana, si potrebbe pensare che le pere abbiano più cose in comune con mele e arance che con un piatto di fagioli, e invece le pere (come i fagioli) contengono un tipo di fibra alimentare che è molto efficace per abbassare il colesterolo.

Si tratta della lignina, una fibra insolubile che aiuta a eliminare dall'organismo il colesterolo in eccesso. La lignina funziona un po' come il Velcro: si appiccica alle molecole di colesterolo nell'intestino prima che vengano assorbite e passino nel sangue. Dal momento che non attraversa la parete intestinale, la lignina viene eliminata con le feci e porta con sé il colesterolo, spiega Mary Ellen Camire, professore associato e capo del dipartimento di scienza alimentare e nutrizione umana della University of Maine a Orono.

La fibra insolubile contenuta nelle pere ha anche un'altra funzione utile. Come si può intuire dal nome stesso, questo tipo di fibra non si scioglie nell'intestino, ma assorbe una grande quantità d'acqua, facendo sì che le feci transitino più facilmente e più velocemente nell'apparato digerente, il che previene stipsi ed emorroidi e riduce il rischio di tumori del colon.

Le pere contengono poi un altro tipo di fibra, la pectina, quella stessa che si aggiunge alle marmellate e alle gelatine per farle addensare. Essendo solubile, la pectina nell'intestino forma uno strato vischioso, gelatinoso e, come la lignina, si lega al colesterolo favorendone l'evacuazione insieme con le feci. In questo modo la quantità di colesterolo che passa nel sangue si riduce.

Calcolando il totale della fibra contenuta in una pera si arriva a circa 4 grammi, più di quanta se ne trovi in una porzione di cereali per la prima colazione a base di crusca d'avena o in un panino integrale. Bastano due pere per coprire il 32 per cento del fabbisogno giornaliero di fibra.

Risparmiare minerali

Di solito non si pensa alla pera come a un alimento che fa bene alle ossa, eppure essa contiene un minerale, il boro, che a quanto pare contribuisce a irrobustire lo scheletro.

I ricercatori hanno scoperto che con il giusto apporto di boro è possibile limitare le perdite di calcio dopo la menopausa, un effetto importante perché a questa età le donne hanno un alto rischio di osteoporosi, il processo di rarefazione del tessuto osseo dovuto alla graduale demineralizzazione. Quel che fa bene alle ossa fa bene anche al cervello. Nei test di memoria, percezione e attenzione coloro che hanno un basso livello di boro ottengono punteggi più bassi rispetto a quando avevano valori normali e uno studio condotto dai ricercatori del ministero dell'Agricoltura statunitense ha dimostrato che i riflessi e la prontezza mentale migliorano dopo la somministrazione di boro.
Non ci vuole molto boro per ottenere questi miglioramenti. Si è visto che 3 milligrammi al giorno bastano a prevenire la perdita di calcio e a tenere in forma la mente. Se è poco probabile che una persona riesca a coprire il fabbisogno di boro con le sole pere - che ne contengono poco più di 0,3 milligrammi l'una - consumando almeno cinque porzioni al giorno di verdura e frutta mista, comprese le pere, ci si assicura la giusta quantità di questo elemento.

Qualche suggerimento

Non buttate la buccia. La maggior parte della fibra di una pera si trova nella buccia. Per trarne tutti i vantaggi, compreso l'effetto anticolesterolemico, quindi, la dottoressa Camire consiglia di mangiare le pere con la buccia.
Fresche sono migliori. Per quanto comode, le pere in scatola hanno proprietà nemmeno lontanamente paragonabili a quelle fresche, afferma Donald V. Schlimme, professore di nutrizione e scienza alimentare alla University of Maryland di College Park. Tanto per cominciare, le pere in scatola sono sbucciate e quindi quasi completamente prive di fibra; in secondo luogo, è probabile che gran parte dei nutrienti siano andati perduti durante la lavorazione.
Questo non vuol dire che dalle pere in scatola non si ricavi niente, anzi. Peccato che si tratti di qualcosa che probabilmente non vi interessa affatto: una porzione di pere sciroppate sviluppa il 25 per cento di calorie in più rispetto alla stessa quantità di frutta fresca, puntualizza il dottor Schlimme.

PESCE

Salute dalle profondità del mare

Da anni gli americani si sforzano giustamente di ridurre la quantità di grassi che consumano, ma ne esiste un tipo di cui, al contrario, sarebbe bene aumentare la dose, ed è quello contenuto nel pesce. Quando si parla di alimentazione sana, il pesce balza immediatamente in primo piano.
I pesci pescati in acque fredde contengono vari grassi polinsaturi, meglio noti con il nome collettivo di acidi grassi omega-3, che ai pesci servono per mantenere costante la temperatura corporea nell'acqua molto fredda, mentre per l'uomo sono preziosi per migliorare le condizioni di salute.
Basti pensare agli eschimesi della Groenlandia, che mangiano pesce in abbondanza e proprio per questo hanno un'incidenza bassissima di malattie cardiache. Vantaggi simili sono stati osservati in tutto il mondo: laddove nella dieta di una popolazione è compreso il pesce, la mortalità per cause cardiache è molto più bassa.
«Benché siano necessari ulteriori studi al riguardo, è praticamente assodato che gli oli di pesce possono contribuire a controllare varie patologie», afferma Gary J. Nelson, chimico ricercatore allo Western Human Nutrition Research Center del ministero dell'Agricoltura a San Francisco. Una dieta ricca di pesce, che ostacola la formazione nell'organismo di sostanze chimiche potenzialmente nocive, non si limita a ridurre il rischio cardiaco, ma serve a prevenire i tumori del colon e della mammella, a far nascere bambini più robusti e anche a ridurre le infiammazioni ai polmoni.

Dal mare un rimedio contro le malattie cardiache

Negli anni Ottanta una serie di studi dimostrò che una dieta ad alto contenuto di pesce poteva proteggere dalle malattie cardiache e questo spinse molti americani a sostituire la carne rossa e il pollame con piatti a base di pesce almeno una o due volte alla settimana.
Fu una scelta giusta. La ricerca ha confermato infatti che chi mangia pesce ha meno probabilità di morire di malattie di cuore rispetto a chi non ne consuma affatto. Inoltre per avere questi vantaggi non sono necessarie grandi quantità di pesce: sembra infatti che due pasti a base di pesce alla setti-

mana siano più che sufficienti per mantenere le arterie libere e il cuore in piena forma.

Gli omega-3 contenuti nel pesce riducono la sintesi di prostaglandine, leucotrieni e trombossano, sostanze normalmente presenti nell'organismo che, al di sopra di un certo livello, determinano vasocostrizione e quindi un aumento della pressione sanguigna. Un altro possibile effetto di queste sostanze è un'eccessiva tendenza alla coagulazione del sangue, che a sua volta può provocare patologie cardiache.

L'effetto anticoagulante degli omega-3 è particolarmente importante, afferma il dietologo James Kenney, specialista di ricerche nutrizionali al Pritikin Longevity Center di Santa Monica, in California, perché i coaguli che si formano nei vasi sanguigni possono bloccare l'afflusso del sangue al cuore e determinare attacchi cardiaci. Sembra inoltre che gli oli di pesce aumentino il tasso del colesterolo HDL, cioè il colesterolo «buono» che impedisce ai residui dei grassi di depositarsi nelle arterie.

La ricerca ha dimostrato che il pesce può offrire vantaggi particolari a chi ha già avuto un attacco cardiaco. Due porzioni di pesce (almeno 90 grammi l'una) alla settimana possono ridurre le possibilità di un secondo attacco fatale. Sembra anche che consumando una maggiore quantità di pesce pescato in acque fredde tipo il salmone sia possibile impedire alle arterie di richiudersi dopo un'angioplastica, l'intervento chirurgico con cui vengono disostruiti i vasi che portano il sangue al cuore.

Oltre ai benefici effetti esercitati su coagulazione e colesterolemia, l'olio di pesce pare favorire la regolarità del battito cardiaco. Ciò è importante perché le irregolarità potenzialmente gravi della frequenza cardiaca, dette aritmie, possono determinare un arresto cardiaco definitivo. Sono sempre più numerose inoltre le prove del fatto che gli omega-3 contenuti nel pesce rafforzano il muscolo cardiaco e lo fanno battere in modo regolare. In uno studio il rischio di arresto cardiaco per i soggetti che assumevano quasi 6 grammi di omega-3 al mese - l'equivalente di una porzione di salmone da 90 grammi alla settimana - è risultato del 50 per cento più basso rispetto a quello di coloro che non assumevano mai omega-3.

Per quanto i vantaggi di un maggior consumo di pesce siano ben noti, conviene non esagerare. Da un grande studio coordinato dalla Northwestern University Medical School di Chicago è emerso che tra coloro che mangiavano più di 240 grammi di pesce alla settimana l'incidenza di ictus era più alta che tra coloro che ne consumavano meno. Questo non significa, tuttavia, che si debba smettere di mangiare pesce, spiega il dottor Kenney. Con piccole porzioni (60-90 grammi) due volte alla settimana ci si garantiscono la maggior parte dei benefici del pesce senza gli effetti collaterali.

Fermare il cancro

Da tempo i nutrizionisti consigliano di consumare meno grassi, soprattutto provenienti da carne e latticini, per ridurre il rischio di alcuni tipi di tumore. Ma i grassi contenuti nel pesce rappresentano un'eccezione: «Ci sono numerose evidenze del fatto che mangiando pesce ci si protegge dal tumore della mammella e del colon-retto», afferma Bandaru S. Reddy, responsabile della divisione di cancerogenesi nutrizionale all'American Health Foundation di Valhalla, nello stato di New York.

Il pesce protegge dai tumori grazie allo stesso meccanismo per cui previene le cardiopatie: riducendo la sintesi delle prostaglandine che, se presenti in grandi quantità, fungono da promotori tumorali, cioè favoriscono lo sviluppo dei tumori, dice il dottor Reddy.

In uno studio su soggetti provenienti da 24 paesi europei, alcuni ricercatori inglesi hanno scoperto che coloro che mangiavano regolarmente pesce avevano molte meno probabilità di ammalarsi di tumore e hanno calcolato che tre piccole porzioni di pesce alla settimana, oltre a ridurre l'apporto complessivo di grassi animali, ridurrebbero di circa un terzo la mortalità da tumore del colon negli uomini.

Respirare meglio

Non ci crederete, ma i ricercatori hanno scoperto che mangiando pesce si possono alleviare i disturbi respiratori provocati dal fumo. I fumatori talvolta presentano una patologia, detta malattia polmonare cronico-ostruttiva, in cui la capacità dei polmoni di assorbire ossigeno è molto ridotta. Pare che mangiando pesce la si possa prevenire.

Se siete fumatori accaniti, ovviamente, una fetta di tonno ogni tanto non potrà fare molto per proteggere i vostri polmoni, ma se state cercando di smettere o se vivete con un fumatore, il consumo di pesce può essere un modo per limitare i danni.

Protezione su più fronti

Ecco altri due motivi per includere una maggior quantità di pesce nella propria dieta. In uno studio sono state esaminate le abitudini alimentari di oltre 1000 donne gravide nelle isole Fær Øer, nell'Atlantico settentrionale a nord del Regno Unito, ed è emersa un'interessante correlazione con il peso dei neonati. I figli delle donne che in gravidanza avevano mangiato più pesce alla nascita pesavano, in media, 225 grammi più degli altri, e questo è importante perché in generale il maggior peso alla nascita è indice di buona salute.

I ricercatori sospettano che gli omega-3 contenuti nel pesce favoriscano l'afflusso di sangue attraverso la placenta, permettendo al feto di ricevere più nutrienti. Inoltre, bloccando gli effetti delle prostaglandine, che determinano l'inizio delle contrazioni uterine, gli omega-3 prevengono forse travaglio e parto prematuro.

Qualche suggerimento

Il migliore è il salmone. Tutti i tipi di pesce contengono omega-3, ma il più ricco è il salmone reale, o Chinook, con 3 grammi per porzione da 90 grammi.

Cercate il più scuro. Più intenso è il colore del salmone, maggiore la quantità di omega-3 che contiene. Il salmone reale, per esempio, contiene moltissimo olio, mentre il salmone rosa più chiaro ne contiene un po' meno. In generale, i salmoni più cari sono anche quelli che contengono la maggiore quantità di omega-3.

Parola d'ordine: varietà. Gli acidi grassi omega-3 non si trovano solo nel salmone. Altre buone fonti sono lo sgombro, la trota iridata, il tonno, il coregono (fresco, non affumicato) e l'aringa dell'atlantico marinata.

Non male il pesce in scatola. Uno dei modi più semplici per arricchire la dieta di acidi grassi omega-3 consiste nel consumare ogni tanto una scatola di tonno in salamoia. Ovviamente, non bisognerà poi condirlo con chili di maionese, i cui grassi nocivi annullerebbero i vantaggi di quelli benefici contenuti nel pesce.

E mentre siete nel reparto scatolame del supermercato, non dimenticate di comprare anche qualche scatola di sardine, che contengono anch'esse una buona dose di omega-3.

Usate il forno a microonde. Le alte temperature generate durante la cottura, per esempio alla griglia, possono distruggere anche la metà degli omega-3 contenuti nel pesce. Il forno a microonde invece ha effetti limitati su questi oli ed è quindi il sistema più indicato per sfruttare al massimo gli effetti benefici dei prodotti ittici.

PISELLI

Una manna verde per la salute

Grazie ai piselli e a un monaco austriaco di nome Gregor Johann Mendel, nella seconda metà dell'Ottocento nacque la genetica. Mendel scoprì che la «prole» ottenuta incrociando piselli con caratteristiche diverse presentava caratteristiche di entrambi i «genitori» e giunse alla conclusione che i caratteri ereditari si trasmettevano di generazione in generazione non solo nelle piante, ma anche negli esseri umani.
Non è questo l'unico motivo di interesse scientifico per i piselli, però: i ricercatori hanno scoperto che essi contengono una potente sostanza capace di rallentare la degenerazione delle cellule da sane in tumorali. Inoltre nei piselli si trovano sostanze che possono abbassare il colesterolo e alleviare i sintomi del raffreddore.

Verde uguale salute

La sostanza antitumorale contenuta nei piselli si chiama clorofillina ed è il pigmento che conferisce loro il colore verde. La clorofillina (affine alla clorofilla, la sostanza che permette alle piante di ricavare energia dalla luce del sole) ha una struttura molecolare particolare grazie alla quale riesce a catturare le sostanze cancerogene presenti nel corpo. «Quando mangiamo piselli, la clorofillina si lega alle sostanze cancerogene e ne impedisce l'assorbimento», spiega Mary Ellen Camire, professore associato e capo del dipartimento di scienza alimentare e nutrizione umana della University of Maine a Orono.
I ricercatori non hanno ancora stabilito esattamente quanti piselli sia necessario mangiare per ottenere il massimo giovamento, ammette la dottoressa Camire, ma certamente non si sbaglierà includendoli il più spesso possibile nel proprio menù insieme ad altri ortaggi di colore verde. In fondo, più una verdura è verde, più è ricca di clorofillina.

Diamo una mano al cuore

I medici sanno ormai da moltissimo tempo che aumentare il consumo di fibra alimentare è uno dei modi migliori per abbassare il colesterolo e, con esso, il rischio di cardiopatie ed altri gravi problemi di salute. I piselli, con

oltre 4 grammi ogni 1/2 tazza, sono un'ottima fonte di fibra.
Nell'intestino la fibra contenuta nei piselli si lega alla bile, il liquido secreto dal fegato, che in tal modo va a finire nelle feci. Poiché la bile contiene un'alta percentuale di colesterolo, evacuandola si abbassa automaticamente la colesterolemia.
Sembra inoltre che i piselli facciano scendere i trigliceridi, cioè quei grassi contenuti nel sangue che contribuiscono all'insorgenza di malattie cardiache. Da uno studio danese è emerso che, quando alla dieta abituale si aggiunge una piccola dose di fibra di piselli, il livello di trigliceridi totali scende di quasi il 13 per cento in due settimane.

Baccelli pieni di salute

I piselli sono un contorno molto comune nelle mense scolastiche, non solo perché gli studenti si divertano a farli schizzare lontano usando la forchetta come catapulta, ma anche perché vantano una notevole abbondanza di vitamine. Mezza tazza di piselli, per esempio, contiene oltre 11 milligrammi di vitamina C, che corrispondono a quasi il 19 per cento del fabbisogno giornaliero.
Questo è importante perché è dimostrato che un apporto sufficiente di vitamina C nella dieta riduce il rischio di tumori e di malattie cardiache. E quando si ha il raffreddore, una piccola dose di vitamina C in più rende i sintomi più sopportabili.

Qualche suggerimento

Meglio freschi. I piselli appena sgusciati hanno più vitamina C di quelli in scatola, perché durante la lavorazione questi ultimi perdono molti nutrienti, afferma Donald V. Schlimme, professore di nutrizione e scienza alimentare alla University of Maryland di College Park.
Oppure surgelati. Nelle stagioni in cui i piselli freschi sono difficili da trovare, si può sempre rimediare con quelli surgelati. Sono più molli di quelli freschi, ma fanno altrettanto bene perché la surgelazione lascia intatti quasi tutti i nutrienti e in particolare la vitamina C.
Accendete la pentola a vapore. Sia freschi sia surgelati, il metodo migliore per cuocere i piselli è a vapore: bollendoli nell'acqua la maggior parte dei nutrienti va perduta. L'alta temperatura che si raggiunge con l'ebollizione, inoltre, rischia di distruggere alcuni nutrienti, soprattutto la vitamina C. Se non avete una pentola per la cottura a vapore, una buona alternativa è il forno a microonde.

Pomodori

Prevenzione che viene dall'orto

Se non fosse per il colonnello Robert Gibbon Johnson, forse gli americani non avrebbero mai assaggiato i pomodori.
Per secoli infatti si è creduto che i pomodori, che appartengono alla famiglia delle Solanacee come per esempio la belladonna, fossero tossici e potessero provocare appendiciti, tumori e meningite. Ma il colonnello Johnson, un gentiluomo decisamente eccentrico, non la pensava così e all'inizio dell'Ottocento, di ritorno da un viaggio in Europa, portò i pomodori a Salem, nel New Jersey, deciso a sfatare la sinistra reputazione di questi succosi frutti rossi.
Avendo una certa propensione per il dramma, Johnson annunciò ai suoi concittadini che il 26 settembre 1820 avrebbe mangiato non uno, ma un intero cestino di pomodori. Circa duemila persone accorsero incuriosite per assistere a quello che secondo loro sarebbe certamente stato un suicidio. Johnson naturalmente sopravvisse alla prova e i pomodori diventarono uno dei cibi preferiti degli americani, che oggi mangiano più pomodori, freschi o conservati, di qualsiasi altra frutta o verdura. Ed è un bene, perché i pomodori contengono sostanze che possono aiutare a prevenire una serie di patologie gravi, da malattie cardiache a tumori e cataratte.

Protezione cellulare

I pomodori contengono un pigmento rosso che si chiama licopene e ha effetto antiossidante, contribuisce cioè a neutralizzare prima che facciano danni quelle molecole di ossigeno, dette radicali liberi, che nuocciono alle cellule.
Fino a poco tempo fa le virtù del licopene sono passate quasi inosservate rispetto a quelle del più studiato betacarotene, ma lavori recenti indicano che il licopene potrebbe avere un effetto antitumorale doppio rispetto al betacarotene.
In uno studio che ha interessato quasi 48.000 uomini, i ricercatori di Harvard hanno riscontrato che coloro che consumavano almeno 10 porzioni alla settimana di pomodori, sia crudi che cotti o sotto forma di salsa, riusciva-

no a ridurre del 45 per cento il rischio di tumore della prostata. Dieci porzioni possono sembrare molte, ma distribuite nell'arco di una settimana probabilmente non sono molte di più di quanto già ne consumiate. Per porzione, in fondo, si intende mezza tazza di salsa di pomodoro o la quantità di pomodoro che sta su una fetta di pizza.

«Il licopene è un antiossidante molto efficace», dichiara il dottor Meir Stampfer, coautore dello studio e professore di epidemiologia e nutrizione alla Harvard School of Public Health. «Per qualche motivo il licopene si concentra nella prostata. Gli uomini con livelli elevati di licopene nel sangue risultano meno a rischio di tumore della prostata.»

I benefici dei pomodori non si limitano alla prostata. In laboratorio alcuni ricercatori israeliani hanno constatato che il licopene ha anche un forte effetto inibitorio sulle cellule dei tumori della mammella, del polmone e dell'endometrio.

Nessun popolo al mondo approfitta dei vantaggi dei pomodori quanto gli italiani, che in una forma o nell'altra praticamente ne mangiano tutti i giorni, e proprio in Italia è stato riscontrato che coloro che consumano sette o più porzioni di pomodori crudi alla settimana hanno il 60 per cento di probabilità in meno di ammalarsi di tumore dello stomaco, del colon o del retto rispetto a coloro che ne mangiano due porzioni o meno. Ancora una volta, si pensa che questo effetto protettivo sia almeno in parte dovuto al licopene.

La ricerca suggerisce inoltre che aumentando l'apporto di licopene nella dieta le persone anziane riescono a mantenersi attive più a lungo. In uno studio su 88 suore di età compresa tra i 77 e i 98 anni, è stato osservato che quelle che assumevano più licopene erano le meno bisognose di aiuto in attività come vestirsi e camminare.

Nuove scoperte

In un futuro non troppo lontano, può darsi che i medici comincino a prescrivere pomodori per prevenire i tumori ai polmoni. Essi contengono infatti due potenti sostanze, acido cumarico e acido clorogenico, che avrebbero la capacità di bloccare gli effetti delle nitrosamine, sostanze cancerogene che si formano spontaneamente nel corpo e che, secondo il dottor Joseph Hotchkiss, professore di chimica dell'alimentazione e tossicologia alla Cornell University di Ithaca, nello stato di New York, sono «più pericolose del fumo di sigaretta».

Fino a poco tempo fa gli scienziati ritenevano che fosse soprattutto la vitamina C contenuta nella frutta e nella verdura a neutralizzare queste pericolose sostanze, ma uno studio condotto dal dottor Hotchkiss e dai suoi collaboratori ha rivelato che i pomodori bloccavano la formazione delle

nitrosamine anche dopo essere stati privati della vitamina C.
Gli acidi cumarico e clorogenico che si trovano nei pomodori sono presenti anche in altri frutti e ortaggi, per esempio le carote, i peperoni verdi, gli ananas e le fragole. Il dottor Hotchkiss ha avanzato l'ipotesi che sia grazie a questi due acidi che il rischio di ammalarsi di cancro risulta minore per coloro che mangiano più frutta e verdura.

Ulteriore protezione

Non sono solo limoni e limette a contenere alte dosi di vitamina C. Anche i pomodori sono ricchi di questa vitamina che attenua i sintomi di patologie che vanno dalla cataratta e dal tumore fino alle malattie cardiache. Un pomodoro di medie dimensioni apporta quasi 24 milligrammi di vitamina C, pari al 40 per cento del fabbisogno giornaliero.
I pomodori sono anche una buona fonte di vitamina A, che notoriamente potenzia le difese immunitarie e aiuta a prevenire i tumori. Un pomodoro di medie dimensioni fornisce 766 unità internazionali di vitamina A, pari al 15 per cento del fabbisogno giornaliero. Inoltre un pomodoro apporta 273 milligrammi di potassio, corrispondenti all'8 per cento del fabbisogno giornaliero. I pomodori contengono infine circa 1 grammo di ferro, pari al 7 per cento della quantità giornaliera raccomandata (RDA) per le donne e al 10 per cento della RDA per gli uomini. Pur trattandosi di una quantità modesta, è ferro che il corpo assorbe facilmente perché è accompagnato dalla vitamina C, che nei pomodori è presente in abbondanza.

Qualche suggerimento

Sceglieteli in base al colore. Quando comprate pomodori freschi, scegliete i più rossi. I pomodori maturi infatti contengono quattro volte più betacarotene di quelli verdi, ancora acerbi.
Non trascurate la comodità. Non è indispensabile comprare pomodori freschi - o quelle imitazioni sbiadite che arrivano sui banchi dei supermercati già nel mese di febbraio - per sfruttarne i poteri curativi. Il licopene regge bene alle alte temperature di lavorazione, per cui sia i pomodori in scatola sia la conserva di pomodoro mantengono tutto il loro valore nutrizionale.
Cuoceteli un po'. Il licopene contenuto nei pomodori si trova nelle pareti cellulari. Cuocendo leggermente i pomodori con un po' d'olio, le cellule scoppiano e rilasciano una maggiore quantità di licopene.
Aggiungete un po' d'olio. «Se si mangiano i pomodori conditi con un po' di grasso, soprattutto olio d'oliva, il licopene si assorbe meglio», consiglia il dottor Stampfer.

PRUGNE SECCHE

Frutti da non sottovalutare

Le prugne secche hanno un problema di immagine: sono note soprattutto come rimedio casalingo contro la stipsi, il che non è certo un buon punto di partenza per una brillante campagna promozionale, ed è un vero peccato che questi frutti dal colore violaceo e dalla pelle raggrinzita non siano più apprezzati. Non saranno particolarmente raffinate, ma le prugne secche sono uno dei prodotti più sani chė esistano.

Il lassativo naturale

Gli scaffali delle farmacie sono pieni di prodotti per prevenire e vincere la stipsi, ma la maggior parte della gente potrebbe farne tranquillamente a meno, se solo prendesse l'abitudine di mangiare qualche prugna secca tutti i giorni. Le prugne infatti contengono non uno ma tre ingredienti che regolarizzano il funzionamento dell'apparato digerente.

Tanto per cominciare, le prugne secche sono ricche di fibra insolubile, che è forse l'elemento più indispensabile per prevenire la stipsi. Dal momento che non viene assorbita, la fibra insolubile resta nell'intestino e assorbe una grande quantità di acqua, aumentando il volume delle feci e facilitandone l'evacuazione. (Le prugne secche contengono anche fibra solubile, che contribuisce a ridurre il colesterolo e il rischio di malattie cardiache). Cinque prugne secche contengono quasi 3 grammi di fibra, pari al 12 per cento del fabbisogno giornaliero.

Inoltre nelle prugne secche si trova il sorbitolo, uno zucchero che, come la fibra, assorbe tutta l'acqua che incontra sulla propria strada, spiega Mary Ellen Camire, professore associato e capo del dipartimento di scienza alimentare e nutrizione umana della University of Maine a Orono. La maggior parte della frutta contiene dosi molto basse (di solito meno dell'1 per cento) di sorbitolo. Le prugne secche, invece, arrivano al 15 per cento circa e proprio per questo si gonfiano tanto e sono consigliate a chi soffre di stipsi.

Infine le prugne secche contengono diidrossifenilisatina, una sostanza che stimola le contrazioni intestinali dalle quali dipende la regolarità del transito.

Non occorre mangiare molte prugne secche per ottenere tutti questi benefici effetti. Di solito una porzione al giorno - circa cinque prugne - è più che sufficiente per assicurarsi un regolare funzionamento dell'intestino.

Protezione su tutti i fronti

Come la maggior parte della frutta, le prugne secche contengono dosi abbondanti di varie vitamine, minerali e altre sostanze benefiche.
Una delle più utili è il betacarotene che, come le vitamine C ed E, è antiossidante, cioè in grado di neutralizzare le pericolose molecole di ossigeno che circolano libere nel corpo. Questo è importante perché tali molecole, note con il nome di radicali liberi, alla lunga possono danneggiare le cellule sane causando malattie gravi come cardiopatie e tumori. Una porzione di prugne secche apporta quasi 0,5 milligrammi di betacarotene, pari a circa il 3 per cento della quantità giornaliera raccomandata.
Le prugne secche contengono anche abbondante potassio, minerale indispensabile per tenere bassa la pressione sanguigna. Da vari studi risulta che quando il livello di potassio scende, anche per poco tempo, automaticamente si alza la pressione. Si tratta di una situazione pericolosa perché l'ipertensione è a sua volta legata a patologie come le cardiopatie e l'ictus.
Le prugne secche sono un'ottima fonte di potassio: cinque prugne ne contengono 313 milligrammi, pari a circa il 9 per cento del fabbisogno giornaliero.

Qualche suggerimento

Per le vitamine, bevete il succo. Il succo di prugne contiene meno fibra delle prugne secche intere, ma ha una concentrazione più alta di vitamine. Mentre cinque prugne contengono oltre 1 milligrammo di vitamina C, per esempio, un bicchiere da circa 180 cc di succo ne contiene quasi 8 milligrammi.
Per la regolarità intestinale, mangiate il frutto. Dal momento che la fibra alimentare è così importante per la buona salute dell'apparato digerente, i medici consigliano a chi desidera regolarizzare l'intestino di mangiare le prugne intere. Anche il succo di prugne è lassativo, ma è leggermente meno efficace del frutto intero.

Riso

Un cereale universale

Se nella dispensa dei cuochi del mondo dovesse restare un solo prodotto, probabilmente sarebbe il riso, che costituisce l'ingrediente principale della cucina di innumerevoli paesi ed esiste in 40.000 varietà diverse. Negli Stati Uniti si possono comprare riso basmati proveniente dall'India e dal Pakistan, riso arborio italiano, riso spagnolo di Valenza e riso «colloso» giapponese. (Il cosiddetto riso d'acqua o degli indiani, invece, è una pianta erbacea, non un cereale).

Il riso più nutriente è quello integrale, che contiene in abbondanza fibra, carboidrati complessi e le essenziali vitamine del gruppo B, dice Maren Hegsted, docente di nutrizione e alimentazione umana alla Louisiana State University di Baton Rouge. Nel riso si trova inoltre una sostanza molto efficace che contribuisce a ridurre la quantità di colesterolo prodotta dal nostro organismo e dal momento che l'ipercolesterolemia è uno dei maggiori fattori di rischio per le malattie cardiache, il riso integrale può a buon diritto entrare a far parte di tutti i protocolli di cardioprotezione.

Una soluzione radicale al problema del colesterolo

Spesso si dimentica che il corpo ha bisogno di piccole dosi di colesterolo per funzioni quali, per esempio, la costruzione delle pareti cellulari e la sintesi di alcuni ormoni essenziali e che, per assicurarne la quantità necessaria, il fegato produce regolarmente colesterolo; se seguiamo una dieta molto grassa, però, il nostro organismo finisce per produrne più di quanto ne serva ed è a questo punto che aumenta il rischio di malattie cardiache. Aumentando il consumo di riso integrale, secondo il dottor Hegsted, tutto questo si può prevenire. Lo strato esterno dei chicchi di riso integrale, cioè la crusca, contiene una sostanza, detta orizanolo, che si è dimostrata in grado di ridurre la sintesi di colesterolo. In effetti dal punto di vista chimico questa sostanza ha una struttura simile ai farmaci ipocolesterolemizzanti. In uno studio della Louisiana State University i partecipanti hanno mangiato 100 grammi di crusca di riso al giorno per tre settimane. Al termine

dell'esperimento i ricercatori hanno riscontrato che la colesterolemia si era abbassata in media del 7 per cento ma, soprattutto, che era sceso del 10 per cento il livello del colesterolo «cattivo» LDL, mentre quello del colesterolo HDL era rimasto relativamente alto.
Un calo del 10 per cento potrà sembrare modesto, ma i medici calcolano che ogni punto percentuale di colesterolemia in meno corrisponde a un calo del 2 per cento del rischio di malattia cardiaca. Questo significa che in sole tre settimane i mangiatori di riso che hanno partecipato allo studio hanno ottenuto una riduzione del 20 per cento del rischio di malattia cardiaca. «Consumato nell'ambito di una dieta a basso tenore di grassi, il riso integrale è uno degli alimenti migliori che ci siano per abbassare il colesterolo», conclude il dottor Hegsted.

Una spugna digestiva

Il riso integrale è più scuro e più consistente di quello bianco perché i chicchi sono ancora avvolti nel loro involucro protettivo, che costituisce anche la parte più ricca di fibre, spiega la dietologa Christine Negm, nutrizionista e responsabile dei servizi tecnici della Lundberg Family Farms, azienda produttrice di riso di Richvale, in California. Mezza tazza di riso integrale contiene circa 2 grammi di fibra.
La fibra del riso integrale è di tipo insolubile e agisce come una spugna nell'intestino, assorbendo grandi quantità di acqua, spiega il dottor Hegsted. In tal modo le feci diventano più voluminose e più umide e vengono evacuate con maggior facilità, dopo aver transitato più velocemente nel colon. Questo significa che le eventuali sostanze nocive in esse contenute hanno meno tempo per danneggiare le cellule delle pareti del colon e che il rischio di cancro diminuisce. I ricercatori calcolano che, se la gente aumentasse il consumo di fibra alimentare portandolo a 39 grammi al giorno, il rischio di tumori del colon potrebbe diminuire del 31 per cento.
Quel che fa bene al colon fa bene anche al seno. Legandosi agli estrogeni nell'apparato digerente, la fibra del riso integrale diminuisce la quantità di ormoni circolanti; questo è importante perché è risaputo che la presenza di livelli elevati di estrogeni dà luogo ad alterazioni cellulari che a loro volta possono portare al tumore della mammella. In uno studio condotto da ricercatori australiani e canadesi è stato scoperto che le donne che consumavano 28 grammi di fibra al giorno avevano un rischio di ammalarsi di tumore della mammella del 38 per cento più basso rispetto a quelle che ne consumavano solo la metà.

Dare una mano alla natura

L'inconveniente del riso bianco è che gli strati esterni più nutrienti vengono eliminati durate la lavorazione, con il risultato che i chicchi diventano più morbidi, ma anche meno salutari. Per rimediare, alcune industrie alimentari rimpiazzano parte dei nutrienti eliminati durante la lavorazione, per esempio niacina e tiamina, e commercializzano un riso bianco con una percentuale di nutrienti superiore a quella che aveva in origine.

Mezza tazza di riso bianco contiene 0,2 milligrammi di tiamina, una vitamina del gruppo B indispensabile per trasformare gli alimenti in energia, e 2 milligrammi di niacina, che partecipa al metabolismo. Il riso integrale, per contro, contiene solo 0,1 milligrammi di tiamina e 1 milligrammo di niacina. «Il riso bianco è vitaminizzato il più possibile», spiega Christine Negm.

Quel che manca al riso bianco, tuttavia, è la fibra. Mezza tazza ne contiene 0,2 grammi scarsi, 10 volte meno rispetto alla stessa quantità di riso integrale. Per ottenere il massimo rendimento nutrizionale dalla vostra ciotola di riso, quindi, non esitate nella scelta dell'integrale.

Qualche suggerimento

Conservatelo al fresco. Il riso integrale contiene molti oli che, se viene conservato a temperatura ambiente, irrancidiscono facilmente, avverte il dottor Hegsted. Per conservare inalterate le sostanze benefiche, abbiate cura di tenere il riso integrale in un contenitore sigillato nel frigorifero, dove durerà anche un anno.

Non buttate via l'acqua. Molti nutrienti importanti del riso, sia integrale sia bianco, finiscono nell'acqua durante la cottura. Per versarli nel piatto anziché nel lavandino di cucina, cuocete il riso finché non ha assorbito tutta l'acqua.

Usatelo «a secco». Dal momento che la niacina e tiamina del riso vitaminizzato si trovano sulla superficie dei chicchi, è sconsigliabile risciacquarlo prima della cottura. La cosa migliore è trasferirlo direttamente dal sacchetto alla pentola, raccomanda Christine Negm. Tranne nel caso dei risi di importazione, che talvolta contengono più impurità di quelli nazionali.

SEDANO
Gambi pieni di protezione

Gli antichi romani, notoriamente festaioli, portavano corone di sedano per prevenire i postumi delle sbornie e, forse, da qui deriva l'usanza di mettere un gambo di sedano nel Bloody Mary.
Benché sia tutt'altro che dimostrato che un simile copricapo protegga dalle conseguenze di aver alzato un po' troppo il gomito, il sedano ha altre proprietà curative. Questo rappresentante della famiglia del prezzemolo contiene sostanze che possono aiutare ad abbassare la pressione e forse anche a prevenire i tumori. Il sedano è inoltre una buona fonte di fibra insolubile e di numerosi altri nutrienti essenziali tra cui potassio, vitamina C e calcio.

Da rosicchiare contro la pressione alta

Nella medicina popolare asiatica il sedano è stato utilizzato per secoli per curare l'ipertensione. Negli Stati Uniti c'è voluto un signore con la pressione alta e molta costanza per convincere i ricercatori dello University of Chicago Medical Center a sperimentare scientificamente questo rimedio. Tutto cominciò quando un certo Mr. Le si vide diagnosticare una leggera ipertensione. Anziché ridurre il consumo di sale come gli consigliava il suo medico, Mr. Le cominciò a mangiare circa un etto di sedano al giorno (più o meno quattro gambi). Nel giro di una settimana la pressione gli scese da 158/96 a 118/82.
Il dottor William J. Elliott, che all'epoca era assistente di medicina, farmacologia e fisiologia alla University of Chicago, decise di verificare l'efficacia del sedano iniettando ad alcuni animali da esperimento una piccola dose di 3-n-butil ftalide, una sostanza chimica che si trova in questa pianta. Una settimana dopo, la pressione delle cavie era scesa in media del 12-14 per cento.
«Si scoprì così che la ftalide rilassava i muscoli delle arterie che regolano la pressione sanguigna, provocando vasodilatazione», spiega il dottor Elliott. Inoltre riduceva i livelli ematici delle catecolamine, i cosiddetti «ormoni dello stress», e anche questo probabilmente era utile perché le catecolamine

di solito provocano vasocostrizione e quindi un innalzamento della pressione.
Se avete la pressione alta e un po' di voglia di sperimentare, provate a mettere in pratica la strategia della medicina popolare asiatica: mangiate quattro o cinque gambi di sedano al giorno per una settimana, sospendete per tre settimane e ricominciate il ciclo.
L'importante è non esagerare mettendosi a mangiare sedano a chili, avverte il dottor Elliott, perché contiene circa 35 milligrammi di sodio per gambo, che ad alcune persone possono far salire anziché scendere la pressione.

Bloccare le cellule tumorali

Chi avrebbe mai detto che sgranocchiare gambi di sedano servisse a prevenire i tumori? Eppure il sedano contiene una serie di sostanze che, a detta degli esperti, possono evitare la diffusione delle cellule tumorali.
Tanto per cominciare, il sedano è ricco di alcuni composti acetilenici dalla dimostrata capacità di fermare la crescita delle cellule tumorali, come spiega Robert Rosen, condirettore del Center for Advanced Food Technology del Cook College presso la Rutgers University di New Brunswick, nel New Jersey.
Inoltre il sedano contiene acidi fenolici che bloccano l'azione di sostanze ormonosimili come le prostaglandine, alcune delle quali, secondo il dottor Rosen, favoriscono lo sviluppo dei tumori.

Qualche suggerimento

Mangiate la foglia. Se i gambi di sedano sono uno snack molto sano, la maggior parte dei nutrienti si trova in realtà nelle foglie.
Servitelo come più vi piace. Molti alimenti perdono nutrienti durante la cottura, ma la maggior parte delle sostanze contenute nel sedano resiste bene alle alte temperature. Una tazza di sedano, sia crudo sia cotto, contiene circa 9 milligrammi di vitamina C, pari al 15 per cento del fabbisogno giornaliero, 426 milligrammi di potassio, pari al 12 per cento, e 60 milligrammi di calcio, che corrispondono al 6 per cento.
Non dimenticate i semi. I semi di sedano, che si possono aggiungere alle minestre, agli stufati, ecc., e si trovano nel reparto spezie di tutti i supermercati, hanno un altissimo valore nutrizionale: un cucchiaio di semi contiene 3 milligrammi di ferro, pari al 17 per cento del fabbisogno giornaliero.

Semi di Lino

Fanno bene al cuore, e non solo

Per secoli i semi di lino (e la pianta da cui si ricavano) sono stati usati per tutto tranne che per l'alimentazione umana. Il lino è una delle materie prime più antiche per la produzione di fibre tessili, i suoi semi vengono utilizzati nella produzione di vernici e, in epoca moderna, al massimo come mangime per animali.
Questo solo fino a poco tempo fa, a dire il vero, perché oggi gli americani hanno imparato ad apprezzare il sapore dolciastro, che ricorda un po' quello delle noci, dei semi di lino. E in cambio si assicurano una buona protezione dalle malattie cardiache e dal cancro.

Contro il cancro

I semi di lino sono una fonte straordinariamente ricca di sostanze, dette lignani, che sono contenute in molte piante per uso alimentare, ma di cui i semi di lino vantano la massima concentrazione: almeno il 75 per cento in più rispetto a qualsiasi altro vegetale. (Bisognerebbe mangiare circa 60 tazze di broccoli freschi o 100 fette di pane integrale per ottenere la stessa quantità di lignani contenuta in 1/4 di tazza di semi di lino.) Questo è importante perché i lignani hanno forti proprietà antiossidanti che possono aiutare a bloccare gli effetti negativi di quelle molecole di ossigeno nocive, dette radicali liberi, che si ritiene provochino nell'organismo le alterazioni che portano poi al tumore.
«I lignani attenuano i fenomeni cancerosi una volta iniziati, rendendoli più controllabili e riducendo le probabilità di degenerazione in tumore maligno», spiega Lilian Thompson, docente di scienze nutrizionali alla University of Toronto che ha studiato le proprietà dei semi di lino.
I lignani sono particolarmente promettenti nella lotta contro il tumore della mammella perché bloccano gli effetti degli estrogeni che, con il tempo, sembrano aumentare il rischio di tumore della mammella in alcune donne. Anche quando i tumori ormonosensibili riescono a svilupparsi, i lignani esercitano una certa influenza rallentandone o addirittura bloccandone la crescita. In laboratorio le dimensioni dei tumori della mammella di ani-

mali cui sono stati somministrati semi di lino si sono ridotte del 50 per cento in sette settimane.

I semi di lino hanno altre due armi segrete per la lotta contro il cancro. Prima di tutto, sono molto ricchi di grassi polinsaturi, tra cui gli acidi grassi omega-3, che limitano la sintesi di prostaglandine da parte dell'organismo. Questo è importante perché le prostaglandine, in grandi quantità, possono «accelerare lo sviluppo tumorale», spiega Bandaru S. Reddy, responsabile della divisione di cancerogenesi nutrizionale all'American Health Foundation di Valhalla, nello stato di New York.

Inoltre i semi di lino contengono molta fibra: 3 grammi ogni tre cucchiai, pari a circa il 12 per cento del fabbisogno giornaliero. La fibra alimentare è importantissima perché può contribuire a bloccare gli effetti di sostanze nocive che con il tempo potrebbero danneggiare le cellule dell'intestino e provocare il cancro. La fibra inoltre accelera l'eliminazione di queste sostanze dall'intestino, riducendo i possibili danni.

Un aiuto per il cuore e i reni

Alcune delle sostanze antitumorali contenute nei semi di lino sono promettenti anche per ridurre il rischio di cardiopatie. Da vari studi risulta che gli omega-3 contenuti nei semi di lino (e nel pesce) riducono i fenomeni di coagulazione del sangue che aumentano il rischio di malattia cardiaca e di ictus.

I semi di lino abbassano poi i livelli del colesterolo LDL, ovvero quello che contribuisce alla malattie cardiache. In un piccolo studio coloro che consumavano 50 grammi (circa 5 cucchiai) di semi di lino al giorno per quattro settimane sono riusciti a ridurre fino all'8 per cento il livello di colesterolo LDL.

Inoltre i semi di lino sono utili per rimediare ai danni renali prodotti dal lupus, una malattia in cui il sistema immunitario produce sostanze nocive che attaccano e danneggiano i tessuti sani. Quando i ricercatori della University of Western Ontario hanno somministrato semi di lino a persone affette da malattie renali associate al lupus, hanno scoperto che numerosi indicatori della funzione renale, tra cui la capacità di filtrazione, miglioravano rapidamente.

I ricercatori ipotizzano che i lignani e gli omega-3 contenuti nei semi di lino combattano le infiammazioni delle piccole arterie che portano il sangue ai reni e in tal modo riducano i fenomeni ostruttivi che li danneggiano.

Infine, da esperimenti di laboratorio risulta che i lignani contenuti nei semi di lino hanno proprietà antibatteriche e antimicotiche, il che significa che potrebbero essere utili contro le infezioni.

Qualche suggerimento

Meglio tritati o in polvere. Molti mettono i semi di lino sull'insalata o sul pane fatto in casa, ma in questa forma essi non servono a molto perché la maggior parte dei semi attraversano l'apparato digerente interi, senza rilasciare le sostanze benefiche contenute al loro interno. Per questo è meglio utilizzare i semi di lino già tritati o macinati.

Dimenticate l'olio. Alcune ditte, sulla scia del successo dei semi di lino, commercializzano olio di semi di lino come fonte di omega-3 o addirittura un olio ad alto tenore di lignani che contiene parte del residuo dei semi. Ma conviene risparmiare i propri soldi: la maggior parte dei lignani si trova nella farina di semi di lino, cioè nella parte non oleosa dei semi stessi. Pur contenendo un po' di lignani, l'olio non può competere con i semi e, anche se ha alcuni vantaggi, è carente da altri punti di vista quali fibra, proteine e minerali, il cui apporto è garantito invece se si consumano i semi.

«Anche se dall'olio si può ricavare la stessa quantità di una sostanza, è sempre consigliabile l'alimento intero», afferma Cindy Moore, dietologa e responsabile della terapia nutrizionale alla Cleveland Clinic Foundation nell'Ohio. «Ci sono buone probabilità, in tal modo, di assorbire anche altre sostanze benefiche che magari non sono neppure ancora state scoperte.»

SOIA

Benefica per gli ormoni

Se il mondo fosse perfetto, i frappé farebbero scendere il colesterolo, gli hamburger servirebbero a prevenire i tumori e il *cheesecake* allevierebbe le caldane, gli sbalzi d'umore e gli altri fastidiosi disturbi legati alla menopausa.

Vi sembra assurdo? Potrebbe anche non esserlo, se questi cibi fossero a base di soia. Secondo i ricercatori, questi ed altri benefici si possono ottenere dal piccolo seme di una pianta che molti americani non hanno mai visto, né tantomeno assaggiato, la soia.

È dimostrato che i semi di soia e i loro derivati come tofu, tempeh e latte di soia contengono sostanze in grado di far scendere il colesterolo, ridurre il rischio di malattie cardiache e alleviare i disturbi della menopausa. Se i risultati finora ottenuti al riguardo verranno confermati, in futuro le donne potrebbero trovarsi a usare la soia per sostituire o almeno integrare le terapie ormonali attualmente prescritte in menopausa.

L'ipotesi avanzata dagli esperti è che le proprietà curative della soia derivino da una categoria di sostanze, dette fitoestrogeni, comprendente per esempio genisteina e diadzeina, che sono versioni meno potenti degli estrogeni normalmente prodotti dall'organismo femminile. Queste sostanze agiscono in vari modi, sia bloccando gli effetti negativi degli estrogeni naturali sia integrandoli quando scarseggiano.

I dati a dimostrazione dell'efficacia della soia sono per il momento preliminari, avvertono gli specialisti, ma le possibilità sono interessanti. «I dati che stanno emergendo sulla soia sono davvero promettenti», commenta uno dei maggiori esperti statunitensi di fibra alimentare, il dottor James W. Anderson, professore di medicina e nutrizione clinica al Veterans Administration Medical Center dello University of Kentucky College of Medicine di Lexington.

A mano a mano che gli americani si rendono conto delle proprietà benefiche di questo modesto legume, nei negozi aumenta il numero di prodotti a base di soia, dalle bibite a base di proteine di soia, agli hamburger di tempeh, ai *cheesecake* preparati con il tofu.

Fa bene al cuore

Si sa che il colesterolo alto è un grosso fattore di rischio per le malattie cardiache. Aumentando la quantità di soia che si consuma, è possibile dire addio all'ipercolesterolemia.

A dimostrazione dei benefici della soia, i ricercatori fanno notare la situazione dei paesi asiatici, dove si consumano tofu, tempeh e altri prodotti a base di soia praticamente ogni giorno. In Giappone, per esempio, la popolazione è più longeva che in qualsiasi altro paese del mondo. La mortalità per cause cardiache più bassa del mondo si registra tra gli uomini giapponesi, seguiti a breve distanza dalle loro connazionali donne. Una possibile spiegazione è il consumo di soia pro capite, che in Giappone è di 10,8 chili all'anno, corrispondenti a circa 30 grammi al giorno, contro una media di 1,8 chili pro capite all'anno per gli americani.

I ricercatori avanzano l'ipotesi che la soia aumenti l'attività dei recettori del colesterolo LDL, cioè di quelle «trappole» sulla superficie delle cellule che prelevano le pericolose molecole di colesterolo LDL dalla circolazione sanguigna e le spediscono al fegato, da dove vengono poi espulse. Riducendo la quantità di lipoproteine a bassa densità (LDL) nel sangue probabilmente si impedisce loro di ossidarsi e di ostruire le arterie che partono dal cuore.

In uno studio di vasta portata il dottor Anderson e i suoi collaboratori hanno analizzato i risultati di 38 indagini separate sul rapporto tra soia e colesterolemia e sono giunti alla conclusione che consumando da 30 a 45 grammi di proteine di soia (anziché animali) al giorno il colesterolo totale si abbassa del 9 per cento e il colesterolo «cattivo» LDL del 13 per cento, mentre il colesterolo «buono» HDL resta invariato. Altri studi confermano l'analisi svolta dal dottor Anderson. I ricercatori della University of Illinois a Urbana-Champaign hanno somministrato a 21 uomini ipercolesterolemici due tipi di panini, uno contenente proteine di soia e fibra, l'altro contenente solo fibra. Al termine dell'esperimento coloro che avevano consumato panini con le proteine di soia presentavano un livello di colesterolo totale significativamente più basso di coloro che avevano ricevuto i panini con sola fibra.

Il legume che rinfresca

Oltre la metà delle donne americane in menopausa lamenta vampate di calore e sudorazione notturna. In Giappone, invece, la parola «caldana» non esiste nemmeno. Che le donne giapponesi abbiano meno disturbi in menopausa perché mangiano più soia?

«In base a dati preliminari è lecito supporre che la soia attenui sintomi della menopausa quali le vampate di calore», dice il dottor Mark Messina, ex direttore del Designer Foods Program del National Cancer Institute. In uno studio della Brighton Medical Clinic di Victoria, in Australia, i ricercatori hanno somministrato a 58 donne in menopausa circa 45 grammi di farina di soia oppure farina di grano al giorno. Dopo tre mesi, quelle che mangiavano farina di soia hanno registrato un calo del 40 per cento delle vampate di calore, mentre quelle nutrite con farina di grano avevano avuto una riduzione del 25 per cento soltanto.

«Se questi dati verranno confermati, nel giro di pochi anni i medici potrebbero arrivare a consigliare di prendere 2 tazze di latte di soia al giorno anziché la normale terapia ormonosostitutiva per alleviare i sintomi della menopausa», dice il dottor Messina.

Un'ottima protezione per il seno

I ricercatori ritengono che i fitoestrogeni contenuti nella soia, che mimano l'azione dell'estrogeno naturalmente prodotto dall'organismo della donna, possano contribuire a ridurne gli effetti e, siccome sembra che l'estrogeno favorisca lo sviluppo dei tumori della mammella, una sua minore attività potrebbe significare un calo del rischio di ammalarsi di questo tumore.

I fitoestrogeni contenuti nella soia offrono protezione in modi diversi, a seconda dell'età. Prima della menopausa, per esempio, una dieta ricca di soia può allungare il ciclo mestruale. Questo è importante perché all'inizio del ciclo si ha un aumento del livello di estrogeni che, lungo l'arco della vita fertile, espone l'organismo a una grande quantità di estrogeni, i quali a lungo andare potrebbero provocare le alterazioni cellulari che portano al cancro. Allungando il ciclo mestruale, secondo gli esperti, si riduce la frequenza di tali picchi di estrogeni e con essa l'esposizione complessiva della donna a questo ormone.

In uno studio condotto da ricercatori della National University of Singapore è risultato che le donne che, prima della menopausa, consumavano grandi quantità di alimenti a base di soia e dosi abbondanti di betacarotene e grassi polinsaturi avevano un rischio di tumore della mammella dimezzato rispetto a quelle che consumavano molte proteine animali.

Stranamente, dopo la menopausa, la soia sembra fornire una dose «extra» di estrogeno che compensa i bassi livelli naturali di questo ormone, ma soprattutto che dà gli effetti benefici degli estrogeni (per esempio la prevenzione dell'osteoporosi) senza aumentare il rischio di tumore.

Protezione anche per l'uomo

Se finora la maggior parte delle ricerche sugli effetti protettivi della soia ha riguardato le donne, gli esperti convengono che anche gli uomini possono trarne vantaggio.

Sembra infatti che una dieta ricca di soia aiuti a ridurre gli effetti negativi dell'ormone maschile testosterone, che si ritiene favorisca lo sviluppo delle cellule cancerose nella prostata.

Da uno studio su 8000 giapponesi residenti alle Hawaii è emerso che quelli che mangiavano più tofu avevano la minore incidenza di tumori della prostata. Sebbene la frequenza di questa patologia tra i giapponesi e gli occidentali sia la stessa, tra i primi la mortalità da tumore della prostata è la più bassa del mondo. Gli esperti pensano che la soia, inibendo gli effetti del testosterone, contribuisca a fermare i processi che possono portare allo sviluppo di tumori.

Sia per gli uomini sia per le donne, «questi studi suggeriscono che basta una porzione di soia per ridurre il rischio di tumore», conclude il dottor Messina. «E se questo è vero, la soia potrebbe avere un impatto notevolissimo sulla salute della popolazione.»

Altri vantaggi nutrizionali

A parte i fitoestrogeni, tofu, tempeh e altri derivati della soia hanno altri vantaggi. Sono cibi che fanno comunque bene. «Dal punto di vista nutrizionale ci sono molti motivi per aggiungere la soia alla propria dieta», continua il dottor Messina.

Per esempio, mezza tazza di tofu apporta circa 20 grammi di proteine, pari al 40 per cento del fabbisogno giornaliero, circa 258 milligrammi di calcio, che corrispondono a più del 25 per cento del fabbisogno giornaliero, e 13 milligrammi di ferro, pari all'87 per cento della quantità giornaliera raccomandata (RDA) per le donne e al 130 per cento della RDA per gli uomini.

Pur avendo un tenore relativamente alto di grassi, la soia contiene molti grassi polinsaturi e pochissimi saturi, di quelli cioè che si trovano nella carne e in molti latticini e che ostruiscono le arterie, puntualizza il dottor Messina. Quindi la soia si può mangiare tranquillamente senza timore di ingerire troppi grassi.

Qualche suggerimento

Aggiungetela all'ultimo momento. Quando cucinate tofu, tempeh o altri prodotti a base di soia, aggiungeteli sempre verso la fine della cottura. Gli esperti ritengono infatti che la cottura prolungata ad alte temperature possa ridurre o addirittura azzerare molti dei vantaggi nutrizionali della soia. «Con una cottura prolungata si rischia di perdere tutti i fitoestrogeni», avverte il dottor Anderson.

Attenzione all'etichetta. Se la cosa migliore è consumare la soia nella forma più naturale possibile, ogni tanto può venir voglia di un hamburger o di un wurstel vegetale bell'e pronto. In tal caso, fate attenzione a comprare prodotti che contengano «proteine di soia», «proteine vegetali idrolizzate» o «proteine vegetali *textured*», che sono buone fonti di fitoestrogeni. Non aspettatevi molto invece dai prodotti a base di proteine di soia concentrate, avverte il dottor Anderson: «Purtroppo, si tratta di prodotti privi della maggior parte delle sostanze benefiche».

Meglio il latte non scremato. Mentre normalmente si consiglia di ridurre l'apporto di grassi, nel caso del latte di soia il tipo grasso contiene il 50 per cento di fitoestrogeni in più rispetto a quello scremato, sostiene il dottor Anderson. «Vale la pena di ingerire un po' di grasso in più, in cambio dei fitoestrogeni.»

Tè

Una tazza di buona salute

Che cosa pensereste se un signore con il cravattino nero e il cappello a cilindro vi si avvicinasse con fare da cospiratore bisbigliando: «Ehi, le interessa una bevanda che ferma i tumori della pelle, del polmone, dello stomaco, del colon, della mammella, dell'esofago e del pancreas? E anche dell'intestino tenue? E le malattie cardiache e gli ictus? E le carie? Sì, proprio le carie ai denti.»

«Un ciarlatano, un imbroglione», direste.

Be', può darsi che questo ipotetico venditore di pozioni magiche abbia più ragione di quanto non sembri. Da studi di laboratorio è risultato infatti che il tè impedisce la formazione dei tumori e che il rischio di ictus e malattie cardiache si riduce drasticamente per chi beve tè. E che il tè ha effettivamente proprietà anticarie.

Il tè contiene centinaia di polifenoli, sostanze che hanno effetto antiossidante, cioè neutralizzano quelle pericolose molecole di ossigeno, dette radicali liberi, alla cui presenza nel corpo sono dovuti tumori, malattie cardiache e vari altri problemi meno gravi come per esempio la formazione delle rughe.

«I polifenoli in generale sono ottimi antiossidanti, ma i migliori sono quelli che si trovano nel tè, che ne è particolarmente ricco», afferma il dottor Joe A. Vinson, professore di chimica alla University of Scranton in Pennsylvania. «I polifenoli rappresentano quasi il 30 per cento del peso secco del tè.»

Questo forse spiega perché il tè è la bevanda più diffusa del mondo.

Protezione per le arterie

L'occlusione delle arterie e gli attacchi cardiaci, l'ipertensione e gli ictus che ne possono derivare non sono fenomeni che si manifestano da un giorno all'altro. Di solito sono preceduti da anni durante i quali i danni si accumulano a mano a mano che il pericoloso colesterolo LDL si ossida e aderisce alle pareti delle arterie, riducendone l'elasticità e il diametro interno.

È in questa fase che il tè può essere d'aiuto. Il dottor Vinson ha scoperto

che i polifenoli del tè sono estremamente efficaci nell'impedire al colesterolo di ossidarsi e di depositarsi nei vasi sanguigni. In effetti uno dei polifenoli contenuti nel tè, il gallato di epigallocatechina, è in grado di neutralizzare cinque volte più colesterolo LDL della vitamina C, che è la più efficace delle vitamine antiossidanti.
Un motivo per cui i polifenoli del tè sono così efficaci è che agiscono su due fronti contemporaneamente, bloccando gli effetti nefasti del colesterolo LDL ossidato sia nel sangue circolante sia sulle pareti arteriose, «dove l'LDL produce l'aterosclerosi», spiega il dottor Vinson.
Da uno studio su 800 uomini olandesi è emerso che coloro che assumevano la maggiore quantità di flavonoidi - una numerosa famiglia di sostanze cui appartengono anche i polifenoli del tè - avevano un rischio di mortalità cardiaca del 58 per cento inferiore a coloro che ne consumavano meno. A un'analisi più approfondita dei risultati si è scoperto che i soggetti più sani erano quelli che ricavavano oltre la metà dei flavonoidi dal tè nero e il resto soprattutto da cipolle e mele.
Non occorre bere fiumi di tè per ottenere questi benefici: secondo lo studio olandese, i più sani erano gli individui che ne bevevano circa 4 tazze al giorno.
Così come protegge le arterie che si diramano dal cuore, il tè ha anche un effetto benefico su quelle che irrorano il cervello, afferma il dottor Vinson. In un altro studio di vasta portata alcuni ricercatori olandesi hanno esaminato le abitudini alimentari di 550 uomini di età compresa tra 50 e 69 anni. Come nello studio sul cuore, anche in questo caso coloro che assumevano i livelli più alti di flavonoidi - cioè che bevevano 5 o più tazze al giorno di tè nero - hanno fatto registrare il 69 per cento di probabilità in meno di essere colpiti da ictus rispetto a coloro che ne bevevano meno di 3 tazze al giorno.

Un aiuto contro il cancro

Ogni volta che friggete un hamburger o preparate una braciola di maiale alla griglia, sulla superficie del vostro manicaretto si formano delle sostanze, dette amine eterocicliche, che nell'organismo si trasformano in forme più pericolose capaci di provocare il cancro, spiega il dottor John H. Weisburger, membro anziano dell'American Health Foundation di Valhalla, nello stato di New York.
«Dai dati raccolti finora sembra che i popoli occidentali abbiano un rischio significativamente più elevato di tumori dell'intestino a causa dell'abitudine di mangiare carne fritta o alla griglia», afferma.
Negli esperimenti condotti alla Case Western University School of Medi-

cine di Cleveland, il dottor Hasan Mukhtar, professore di dermatologia e igiene ambientale, ha visto il tè fermare il cancro in tutti gli stadi di sviluppo, bloccandone sia la crescita sia la diffusione. E nei casi in cui i tumori maligni si erano già formati, ha constatato che il tè ne riduceva le dimensioni.

Studiando gli effetti del tè verde sulla pelle ustionata dal sole di alcuni animali di laboratorio, il dottor Mukhtar ha constatato che in quelli a cui veniva somministrato tè si formava un decimo dei tumori rispetto a quelli che avevano ricevuto solo acqua. (E quando gli animali trattati con il tè presentavano tumori, spesso erano benigni e non maligni.) Tra l'altro il tè ha dimostrato la stessa efficacia sia bevuto, sia applicato direttamente sulla pelle. Alcune ditte produttrici di cosmetici hanno cominciato così a includere il tè verde tra gli ingredienti dei loro prodotti.

Il dottor Mukhtar ritiene che i polifenoli del tè agiscano in fase molto precoce, assicurando il buon funzionamento del DNA, struttura portante delle nostre cellule, in modo che non degenerino in cellule tumorali.

Fa bene ai denti

Un mal di denti non è una tragedia, soprattutto se i denti non sono i nostri. In ogni caso il tè può aiutare a prevenire il dolore, perché contiene numerose sostanze, in particolare polifenoli e tannino, che fungono da antibiotici. In altre parole, il tè elimina i batteri che provocano la carie.

Il tè contiene anche fluoruro, che protegge ulteriormente i denti. Quando i ricercatori del Forsyth Dental Center di Boston hanno esaminato le proprietà antibatteriche di vari alimenti, hanno scoperto che il tè era di gran lunga il più protettivo.

All'università Kyushu di Fukuoka in Giappone sono stati individuati quattro componenti del tè - tannino, catechina, caffeina e tocoferolo (una sostanza analoga alla vitamina E) - che aumentano la resistenza dello smalto agli acidi. Queste quattro sostanze diventano ancora più efficaci se combinate con l'aggiunta di fluoruro, che rende lo smalto dei denti resistente al 98 per cento all'azione degli acidi.

Qualche suggerimento

Minimo tre minuti. Quando preparate il tè, ci vogliono almeno 3 minuti perché tutte le sostanze benefiche si trasferiscano nell'acqua; è questo il tempo di infusione usato dai ricercatori che hanno studiato le proprietà del tè. Se le foglie vengono lasciate in infusione più a lungo, rilasciano una maggiore quantità di sostanze, ma «di sapore amaro. E non è detto che la dose più alta venga effettivamente assorbita dal corpo», afferma il dottor

Vinson.
Bene le bustine. I veri cultori del tè lo usano sciolto e disdegnano le comode bustine, ma durante l'infusione il contenuto polverizzato delle bustine rilascia più polifenoli delle foglie intere, perché le particelle espongono una superficie maggiore all'acqua calda che scioglie i polifenoli.
Aromi a volontà. Sebbene il tè verde sia stato studiato più a fondo di quello nero (soprattutto perché i primi studi sono stati svolti in Cina e in Giappone, dove il tè verde è più diffuso), entrambi hanno gli stessi effetti salutari, sostiene il dottor Vinson.
Se preferite il tè decaffeinato, va benissimo anche quello. Sempre secondo il dottor Vinson, l'eliminazione della caffeina non influisce sul contenuto di polifenoli, per cui nella lavorazione non si perde quasi nulla.
Lo stesso vale per il tè in bottiglia, il tè freddo e gli infusi misti. Anzi, alcune industrie produttrici di succhi e bibite, impressionate dai benefici effetti del tè, stanno cominciando a commercializzare bevande fortificate con tè verde: tenete d'occhio i nuovi arrivi nei negozi di prodotti dietetici.
Niente latte, almeno per ora. Da uno studio preliminare condotto in Italia è risultato che aggiungendo latte nel tè, come fanno gli inglesi, si annulla l'effetto antiossidante.
«Sembra che le proteine del latte si leghino ad alcune delle sostanze contenute nel tè e ne impediscano l'assorbimento. Ma non è escluso che queste sostanze vengano liberate nuovamente nello stomaco, per cui non sappiamo ancora se il latte vada veramente messo al bando», precisa il dottor Vinson.
Il tè freddo va bevuto fresco. Se preparate voi stessi il tè freddo, bevetelo nel giro di pochi giorni, consiglia il dottor Vinson. «E nel frigorifero coprite il contenitore», raccomanda. «Secondo la mia esperienza, il tè freddo va bevuto entro una settimana al massimo, dopo di che la concentrazione di sostanze utili diminuisce del 10 per cento e oltre.»
Bevete il tè con la carne. Dal momento che i polifenoli del tè bloccano la formazione di sostanze cancerogene, dopo un pasto a base di carne fritta o alla griglia sarebbe consigliabile un «tea party». Buona norma per i carnivori dovrebbe essere bere almeno due tazze di tè ogni volta che si mangia carne fritta.

UVETTA

Una manciata di salute

D'aspetto modesto, l'uva passa ha alle spalle un illustre passato. Gli uomini della preistoria le attribuivano un significato religioso, la usavano per confezionare collane e decorazioni e la dipingevano sulle pareti delle grotte in cui vivevano, mentre nel 1000 a. C. con l'uvetta gli israeliti pagavano le tasse al re David.

Peccato che il fisco di oggi non si accontenti di tributi del genere e che nella società moderna l'uvetta occupi un posto molto più umile! Eppure è utile oggi come allora. Nello zaino di turisti e camminatori così come nel cestino della merenda dei bambini, costituisce un comodo snack che dà molta energia e pochi grassi e, se per caso uno se la dimentica nel cassetto della scrivania, il risultato sarà molto meno disastroso che se ci si lascia una banana: l'uvetta non va praticamente mai a male, nemmeno se la si tiene in dispensa per mesi di seguito.

Ma la sua dote migliore non è la praticità: vari studi suggeriscono che l'uva passa aiuti a ridurre la pressione sanguigna e il colesterolo e addirittura che favorisca la digestione e la circolazione del sangue.

Per abbassare la pressione

Per chi è iperteso - o chi non lo è, ma vuole essere sicuro di non diventarlo - l'uvetta è uno degli snack più indicati che esistano, perché è una buona fonte di potassio, minerale indispensabile per abbassare la pressione.

I ricercatori delle Johns Hopkins Medical Institutions di Baltimora hanno somministrato a 87 uomini afroamericani o pillole di potassio oppure pillole vuote. Nel primo caso la pressione sistolica (la massima) è scesa di quasi 7 punti, mentre la diastolica si è abbassata di quasi 3 punti. La dose di potassio scelta per l'esperimento era piuttosto elevata - bisognerebbe mangiare circa 3 tazze di uvetta per ingerirne altrettanto - ma anche quantità minori possono essere utili. Un quarto di tazza di uvetta contiene 272 milligrammi di potassio, pari a circa l'8 per cento del fabbisogno giornaliero.

Non solo ferro

Quando si pensa ad alimenti ricchi di ferro, le prime cose che vengono in mente sono carne rossa e fegato, ma in ultima analisi l'uvetta potrebbe essere una fonte migliore, soprattutto per coloro che mangiano poca o niente carne. «Se mi chiedessero che cos'altro consiglio, a parte la carne rossa, per alzare il tasso di ferro, direi l'uvetta», dichiara Donald V. Schlimme, professore di nutrizione e scienza alimentare alla University of Maryland di College Park.

Il ferro è indispensabile per la sintesi dell'emoglobina nei globuli rossi, di cui il corpo ha bisogno per trasportare l'ossigeno. Pur essendo un minerale facilmente disponibile negli alimenti, le donne in gravidanza o durante il periodo mestruale spesso hanno bisogno di un'integrazione di ferro. Un quarto di tazza di uvetta ne contiene 0,8 milligrammi, corrispondenti a più dell'8 per cento della quantità giornaliera raccomandata (RDA) per gli uomini e al 5 per cento della RDA per le donne.

Come altri tipi di frutta secca, l'uvetta contiene anche una buona dose di fibra alimentare - quasi 2 grammi per 1/4 di tazza, pari a circa l'8 per cento del fabbisogno giornaliero - che oltre a prevenire problemi comuni come la stipsi e le emorroidi, contribuisce a ridurre il colesterolo e il rischio di malattie cardiache.

In uno studio dello Health Research and Studies Center di Los Altos, in California, i ricercatori hanno chiesto a soggetti con il colesterolo alto di mangiare 90 grammi (poco più di 1/2 tazza) di uvetta al giorno nell'ambito di una dieta contenente molta fibra e pochi grassi. Dopo un mese, il colesterolo totale era sceso in media di oltre l'8 per cento, mentre il colesterolo «cattivo» LDL si era ridotto del 15 per cento.

Qualche suggerimento

Un cocktail di uvetta. L'uvetta contiene un tipo di ferro che si chiama non-eme, più difficile da assorbire del ferroeme contenuto nella carne. Tuttavia mangiando l'uvetta insieme con alimenti ricchi di vitamina C l'assimilazione del ferro non-eme diventa più facile. La prossima volta che avete voglia di uno spuntino, perciò, mangiate un frutto o bevete un succo di frutta insieme a un po' di uvetta. Oppure spargete l'uvetta su un'insalata di frutta o di verdura a foglia verde.

Occhio alla praticità. Perché la gente si abitui a mangiare più uvetta, spesso i nutrizionisti consigliano di comprare le confezioni da snack che, essendo piccole e durando a lungo, sono ideali da portare con sé nella borsa, in macchina o da tenere pronte per ogni evenienza nel cassetto della scrivania.

Verdura a Foglia Verde

La miglior protezione che la natura possa offrire

Due al prezzo di uno, sconti sul pieno di benzina fai-da-te, offerte speciali: se c'è una cosa che a tutti piace, è ottenere di più a un minor prezzo.
Ecco un motivo in più per cui dovremmo amare le verdure a foglie verdi: contengono più nutrienti, in cambio di un minor numero di calorie, di praticamente qualsiasi altro alimento.
«Dalle verdure a foglia verde si ricavano tanti nutrienti importanti - magnesio, ferro, calcio, acido folico, vitamina C e B6 - e sostanze fitochimiche efficaci contro i tumori e le malattie cardiache», dice Michael Liebman, professore di nutrizione umana alla University of Wyoming di Laramie. «Si tratta degli alimenti con la massima concentrazione esistente di nutrienti.»
Tuttavia gli esperti fanno notare anche che il tipo di insalata più diffuso in America, la lattuga a cappuccio, non rientra in questa categoria e, di tutte le varietà contenute in questa preziosa famiglia di verdure, è la meno ambita. Molto migliori sono cavoli, bietole da coste, tarassaco, foglie di barbabietola e di senape, cime di rapa, spinaci e cicoria.

Foglie per il cuore

La differenza tra chi di noi è destinato ad avere un attacco cardiaco e chi non lo è consiste probabilmente nel numero di volte che ci accostiamo al banco delle insalate.
I ricercatori del Jean Mayer USDA Human Nutrition Research Center on Aging della Tufts University di Boston e del Framingham Heart Study del Massachusetts hanno esaminato oltre 1000 persone di età compresa tra 67 e 95 anni per capire quali fattori dietetici influiscono sulla salute del cuore. La risposta a questo, come a molti altri quesiti riguardanti l'alimentazione, in ultima analisi è venuta dalla biochimica e, in particolare, da un

aminoacido che si chiama omocisteina.
L'omocisteina è una sostanza naturale innocua finché l'organismo la tiene sotto controllo, ma quando raggiunge livelli elevati diventa tossica e può contribuire a ostruire le arterie e provocare cardiopatie. I ricercatori hanno scoperto che tra i malati con le arterie più ostruite il 43 per cento degli uomini e il 34 per cento delle donne presentava alti livelli di omocisteina nel sangue.
Che cosa c'entra l'omocisteina con le verdure a foglia verde? Il corpo ha bisogno di acido folico e vitamine B12 e B6 per tenere sotto controllo l'omocisteina. Molti dei partecipanti allo studio presentavano carenze di questi nutrienti essenziali, soprattutto acido folico e vitamina B6. E le verdure a foglia verde sono ottime fonti di entrambi. Per questo gli esperti consigliano di consumarne in abbondanza per contrastare la tendenza all'aumento del livello di omocisteina.
I più efficaci da questo punto di vista sono probabilmente gli spinaci bolliti: mezza tazza della verdura preferita di Braccio di Ferro contiene 131 microgrammi di acido folico, pari al 33 per cento del fabbisogno giornaliero, e 0,2 milligrammi di vitamina B6, corrispondenti al 10 per cento.
Oltre a queste importanti vitamine del gruppo B, alcune verdure a foglia verde - in particolare cime di rapa, cicoria e spinaci - forniscono magnesio, potassio e calcio, che fanno bene al cuore. Insieme al sodio questi minerali contribuiscono a regolare la quantità di liquidi trattenuti dal corpo. Molte persone, dicono gli esperti, presentano un eccesso di sodio e una carenza degli altri tre elementi che portano all'ipertensione.
Anche se mangiare verdure a foglia verde è un ottimo sistema per regolare la pressione sanguigna, è importante notare che il calcio contenuto negli spinaci e nelle cime di rapa non viene facilmente assorbito. Per coprire interamente il fabbisogno di minerali è necessario perciò consumare una grande varietà di verdure a foglia verde.

Il piatto forte della dieta

Studi di vasta portata dimostrano in maniera indiscutibile che i tumori del polmone, dell'esofago, del colon, della testa e del collo sono meno frequenti nei paesi in cui la gente fa delle verdure a foglia verde e di altre varietà di frutta e ortaggi il «piatto forte» della propria dieta.
In uno studio svolto in Cile sono stati confrontati 61 uomini malati di cancro del polmone con 61 soggetti sani paragonabili per età e abitudine al fumo. L'unica differenza riscontrata tra i due gruppi è che i malati di tumore consumavano decisamente meno alimenti ricchi di carotenoidi, in particolare bietole da costa, cicoria e spinaci, oltre che rape e cavolo.

I carotenoidi, presenti in abbondanza nella maggior parte delle verdure a foglia verde, sono le guardie del corpo che ci difendono dalle sostanze cancerogene, spiega Frederick Khachik, chimico ricercatore al Food Composition Laboratory del ministero dell'Agricoltura a Beltsville, nel Maryland. Gli scienziati ritengono che alcuni tumori siano provocati dalle continue aggressioni dei radicali liberi - pericolose molecole di ossigeno prodotte dal nostro corpo e presenti anche nell'aria inquinata e nel fumo di tabacco - che attaccano le cellule sane. I carotenoidi, che sono antiossidanti, contrastano gli effetti dei radicali liberi frapponendosi tra le cellule del nostro corpo e questi ultimi e neutralizzandoli prima che provochino danni.

«Ci sono anche numerose evidenze scientifiche del fatto che i carotenoidi combattono il cancro attivando gli enzimi di disintossicazione del corpo, i cosiddetti enzimi di fase II, che hanno la funzione di liberare il corpo dalle sostanze chimiche nocive e spesso cancerogene», afferma il dottor Khachik. «Alcune delle verdure con le foglie color verde scuro sono fonti importantissime di carotenoidi quali luteina, alfacarotene e il più noto di tutti, il betacarotene», spiega.

Se tutte le verdure a foglia verde contengono carotenoidi, la massima concentrazione si trova negli spinaci: mezza tazza ne fornisce 1 milligrammo che, una volta trasformato in vitamina A, rappresenta il 37 per cento della dose giornaliera consigliata di tale vitamina.

Vederci verde

Le carote devono far bene alla vista, dice una vecchia battuta, perché non si è mai visto un coniglio con gli occhiali. Secondo le ricerche, tuttavia, non è merito solo delle carote, ma anche di tutte le verdure a foglia verde di cui sono ghiotti i conigli.

In uno studio condotto da ricercatori del Massachusetts Eye and Ear Infirmary di Boston sono state confrontate le diete di oltre 350 persone affette da degenerazione maculare correlata all'età - la principale causa di perdita irreversibile della vista negli anziani - con quelle seguite da oltre 500 persone esenti da malattia. Ne è risultato che coloro che consumavano la maggior quantità di verdure a foglia verde - in particolare spinaci e cavolo riccio - avevano il 43 per cento di probabilità in meno di ammalarsi di degenerazione maculare rispetto a coloro che ne mangiavano più raramente. Gli esperti ritengono che i carotenoidi proteggano gli occhi grazie allo stesso meccanismo per cui sono efficaci contro il cancro, agendo cioè come antiossidanti e neutralizzando i radicali liberi prima che danneggino i tessuti organici, in questo caso la macula lutea.

Sorridete e dite «verde»

In alcune parti del mondo, per esempio nelle zone rurali della Cina, dove il vegetarianismo è uno stile di vita per intere popolazioni, il fabbisogno di calcio viene coperto non bevendo latte, bensì mangiando verdura.

In effetti 1 tazza di cime di rapa o di foglie di tarassaco apporta più calcio di mezza tazza di latte scremato, 172 milligrammi, pari al 17 per cento del fabbisogno giornaliero.

L'unico problema del calcio proveniente dalle verdure a foglia verde è che esse contengono anche notevoli quantità di ossalati, sostanze che bloccano l'assorbimento del calcio, sostiene il dottor Liebman. «Spinaci, bietole da coste, cavolo riccio e cime di rapa hanno concentrazioni altissime di ossalati, per cui non possono essere considerati fonti di calcio», spiega. «Le altre varietà vanno bene. La ricerca ha dimostrato che il calcio contenuto nel cavolo comune viene assorbito particolarmente bene.»

Fate il pieno di energia al banco delle insalate

Se siete nel numero di coloro che stanno riducendo il consumo di carne, attenzione: potreste inavvertitamente aver ridotto troppo anche l'apporto di un minerale molto importante, il ferro. Anche in questo caso le verdure a foglia verde possono rivelarsi preziose. Molte, soprattutto gli spinaci e le bietole da coste, sono una buona fonte di ferro, minerale di cui il corpo ha bisogno per produrre i globuli rossi e trasportare l'ossigeno.

Mezza tazza di spinaci bolliti contiene 3 milligrammi di ferro, pari al 20 per cento della quantità giornaliera raccomandata (RDA) per le donne e al 30 per cento per gli uomini. La stessa dose di bietole da coste ne fornisce 2 milligrammi, pari al 13 per cento della RDA per le donne e al 20 per cento per gli uomini.

Purtroppo il ferro presente nei vegetali viene assorbito meno facilmente di quello contenuto nella carne, a meno che non sia accompagnato dalla vitamina C. Anche in questo caso, fortunatamente oltre al ferro le verdure a foglia verde contengono abbondanti riserve di vitamina C, che ne favorisce notevolmente l'assorbimento.

Naturalmente la vitamina C fa bene anche in sé e per sé: è efficace contro raffreddore e influenza e favorisce la cicatrizzazione delle ferite. Come il betacarotene, infine, è antiossidante, per cui contribuisce a proteggere il danno cellulare.

Tutte le verdure a foglia verde ne contengono, ma le più ricche di vitamina C sono la cicoria (1/2 tazza ne fornisce 22 milligrammi, ovvero il 37 per cento del fabbisogno giornaliero), le cime di rapa e le foglie di senape, che entrambe ne hanno quasi 18 milligrammi, pari al 30 per cento del

fabbisogno giornaliero.
Inoltre cime di rapa e spinaci sono ricchi di riboflavina - una vitamina del gruppo B essenziale per la crescita e la riparazione dei tessuti oltre che per la trasformazione di altri nutrienti in forme utilizzabili dall'organismo. Mezza tazza di spinaci o cime di rapa cotti fornisce 0,2 milligrammi di riboflavina, pari al 12 per cento del fabbisogno giornaliero. L'apporto di riboflavina delle verdure, soprattutto quelle a foglia verde, è particolarmente importante per coloro che non mangiano latticini, che sono una delle fonti migliori di questo nutriente.

Qualche suggerimento

Cuocetele in fretta. Cuocere o non cuocere? Spesso è questo il dilemma di coloro che vogliono trovare la massima quantità possibile di nutrienti nella verdura che mangiano. La risposta degli esperti è sì, no, solo un po'.
«Si tratta sempre di trovare un compromesso ragionevole tra la maggiore digeribilità dei nutrienti negli alimenti cotti e la perdita di alcune sostanze durante la cottura», sostiene il dottor Liebman. «È vero che il valore nutrizionale è più alto nelle verdure crude, ma di alcune si riescono a mangiare dosi maggiori solo se cotte. L'importante è come si cuociono: non lasciarle mai bollire a lungo, piuttosto sbollentare, o comunque cuocere velocemente. Ai fini della conservazione dei nutrienti, uno dei sistemi migliori sembra essere il forno a microonde», spiega.

YOGURT

I pregi dei batteri

Se vi dicessero di mandare giù una cucchiaiata di microrganismi vivi, non accettereste nemmeno per scommessa. Ma se vi dicessero anche che ogni cucchiaiata può migliorare moltissimo le vostre condizioni di salute?
Milioni di persone mangiano allegramente milioni di microrganismi vivi ogni giorno, quando aprono il loro vasetto di yogurt. Lo yogurt pullula di batteri, i fermenti lattici vivi citati tra gli ingredienti sull'etichetta. La ricerca ha dimostrato che questi bacilli «amici» possono rafforzare le difese immunitarie e accelerare la guarigione delle ulcere, oltre a prevenire le infezioni recidivanti da lieviti, spiega la dottoressa Eileen Hilton, specialista di malattie infettive al Long Island Jewish Medical Center nello stato di New York. E anche senza i fermenti lattici, lo yogurt resta pur sempre un'ottima fonte di calcio, decisamente più ricca del latte scremato.

Alt ai lieviti

Se avete mai avuto un'infezione da lieviti, non vorrete certo ripetere l'esperienza. E mangiando più yogurt, secondo la dottoressa Hilton, dovreste riuscire a evitare le ricadute.
Le infezioni da lieviti si manifestano quando un fungo che normalmente vive nella vagina improvvisamente comincia a moltiplicarsi, provocando prurito, bruciore e altri sintomi fastidiosi. Da uno studio condotto al Long Island Jewish Medical Center è risultato che lo yogurt con fermenti lattici vivi, soprattutto del genere *Lactobacillus acidophilus,* può aiutare a tenere sotto controllo questo fungo.
Nello studio alcune donne soggette a frequenti infezioni da lieviti sono state invitate a mangiare 240 grammi di yogurt al giorno per sei mesi. Al termine dell'esperimento, la percentuale delle infezioni era scesa in maniera significativa e le donne erano così soddisfatte che, quando i ricercatori hanno chiesto loro di sospendere la cura di yogurt, molte si sono rifiutate.
L'ipotesi avanzata dai ricercatori di Long Island è che lo yogurt aiuti a mantenere il naturale equilibrio della flora batterica vaginale, ostacolando così la riproduzione dei lieviti. Saranno necessari studi più approfonditi

per confermarlo, precisa la dottoressa Hilton, ma nel frattempo le donne che desiderano evitare le infezioni da lieviti possono comunque provare a mangiare 1 tazza di yogurt al giorno, cioè la stessa quantità usata nello studio.

È importante però che lo yogurt contenga fermenti lattici vivi, perché se ha subito trattamenti termici e non contiene più lattobacilli non sarà efficace. Leggete attentamente l'etichetta, quindi, per accertarvi che lo yogurt che comprate non sia pastorizzato.

Un aiuto per il sistema immunitario

Forse ricorderete gli spot televisivi sullo yogurt in cui comparivano robusti centenari russi che scalavano montagne apparentemente senza il minimo sforzo. Era un'esagerazione, naturalmente, ma la buona reputazione dello yogurt non lo è affatto.

Gli stessi microrganismi che aiutano a prevenire le infezioni da lieviti possono anche aumentare le difese immunitarie. In uno studio, per esempio, i ricercatori della University of California a Davis hanno riscontrato che coloro che mangiavano 2 tazze di yogurt al giorno per quattro mesi avevano quattro volte più interferone gamma - una proteina che aiuta i globuli bianchi del sistema immunitario a combattere le malattie - di coloro che non facevano uso di yogurt. «L'interferone gamma è l'arma migliore che il corpo ha a disposizione per difendersi dai virus», spiega l'autore dello studio, il dottor Georges Halpern, professore emerito del dipartimento di medicina interna alla University of California.

Sembra inoltre che lo yogurt sia efficace contro le infezioni batteriche. In uno studio di laboratorio condotto da ricercatori del Netherlands Institute for Dairy Research, gli animali nutriti con yogurt presentavano livelli molto più bassi di salmonella, un batterio che causa gravi intossicazioni alimentari, rispetto a quelli nutriti con latte. Oltre a tutto negli animali trattati con yogurt i batteri superstiti provocavano meno sintomi.

Sollievo per l'ulcera

Dal momento che la maggior parte delle ulcere è di origine batterica, il trattamento di routine consiste nel somministrare alte dosi di antibiotici, ma è dimostrato che i batteri responsabili dell'ulcera si possono tenere sotto controllo con dosi abbondanti di yogurt con lattobacilli vivi, come sostiene il dietologo Patrick Quillin, vicepresidente della divisione nutrizione dei Cancer Treatment Centers of America.

Quando si mangia yogurt, i batteri benefici si insediano nell'apparato digerente ed entrano in concorrenza con quelli nocivi che provocano le ulce-

re, spiega il dottor Quillin, ostacolandone la riproduzione.
Inoltre lo yogurt contiene uno zucchero naturale, il lattosio, che durante la digestione si trasforma in acido lattico, il quale contribuisce a riequilibrare l'ambiente intestinale, spiega sempre il dottor Quillin.
Se soffrite di ulcera gastrica, provate a mangiare da 1 a 4 tazze di yogurt al giorno, consiglia la dottoressa Isadore Rosenfeld, docente di medicina al New York Hospital-Cornell Medical Center di New York e autrice di *Dottore, cosa dovrei mangiare?* (Milano, Mondadori, 1995). L'unico accorgimento necessario è accertarsi che si tratti di yogurt contenente «fermenti lattici vivi».

Calcio indolore

Anche se la forte concentrazione di calcio fa del latte scremato uno degli alimenti migliori che esistano, molte persone non riescono a berne più di tanto e i medici calcolano che oltre 30 milioni di americani siano carenti di lattasi, l'enzima necessario per digerire lo zucchero (lattosio) del latte.
Lo yogurt rappresenta un'alternativa assai più digeribile. Contiene lattosio, ma i fermenti lattici vivi ne facilitano la digestione, per cui esso non provoca nessun disturbo, sostiene la dietologa Barbara Dixon, nutrizionista di Baton Rouge, in Louisiana, e autrice di *Good Health for African Americans.*
Per quanto riguarda il calcio, infine, 1 tazza di yogurt magro bianco ne contiene 414 milligrammi, pari a oltre il 40 per cento del fabbisogno giornaliero, contro i 300 milligrammi soltanto di una porzione di latte scremato.

Qualche suggerimento

Meglio freddo. Dal momento che i fermenti lattici dello yogurt non tollerano le alte temperature, è consigliabile consumare lo yogurt freddo. Se lo usate per cucinare, per esempio come ingrediente di una salsa, aggiungetelo quindi a cottura ultimata, fuori dal fuoco.
Attenzione alla data di scadenza. Lo yogurt fresco contiene circa 100 milioni di batteri per grammo. Dopo poche settimane il numero dei fermenti lattici comincia a scendere velocemente. Per sfruttarne al meglio le proprietà, cercate di comprare yogurt che abbia non più di una settimana di vita rifornendovi in negozi che abbiano molto smercio e vi possano garantire la massima freschezza dei prodotti.

ZENZERO
La radice che guarisce

I medici romani lo tenevano a portata di mano durante le marce militari; Pitagora, il filosofo greco mago della geometria, ne lodava le virtù digestive; il re d'Inghilterra Enrico VIII era convinto che proteggesse dalla peste, benché questo sia tutt'altro che dimostrato. Oggi molti dati scientifici confermano che questa radice contorta, dal sapore forte, allevia numerosi disturbi, dal mal d'auto e di mare ai problemi di digestione, all'emicrania, all'artrite, al colesterolo alto e persino alla trombosi. Per questo milioni di persone in tutto il mondo credono ciecamente nelle doti curative dello zenzero.

Un rimedio contro la nausea

Come ben sanno tutti coloro che soffrono di mal d'auto, di mare o d'aereo, anche un piccolo attacco può guastare la vacanza meglio organizzata. Per questo prima di partire per le ferie quasi tutti mettono nella lista della spesa, oltre a creme solari e cibo per il gatto di famiglia, la Xamamina.
La prossima volta che vi mettete in viaggio, però, invece che in farmacia fate un passo dal fruttivendolo: lo zenzero infatti è uno dei migliori rimedi che esistano contro il mal d'auto e di mare.
In uno studio ormai classico coordinato da Daniel B. Mowrey, direttore dell'American Phytotherapy Research Laboratory di Salt Lake City, 36 studenti che soffrivano il mal d'auto sono stati sistemati su poltroncine girevoli e fatti ruotare finché non si sono sentiti male. Quelli che prima del test avevano preso 100 milligrammi di dimenidrinato (Xamamina) hanno resistito al massimo 4 minuti e 1/2, mentre la metà di quelli che avevano preso dello zenzero sono riusciti a reggere per 6 minuti con meno nausea e vertigini rispetto al gruppo trattato con il farmaco.
In un altro studio alcuni ricercatori olandesi hanno sperimentato gli effetti dello zenzero su cadetti di Marina che soffrivano il mal di mare riscontrando che le pillole a base di zenzero attenuavano la nausea e il vomito, dando sollievo per anche 4 ore.
Gli esperti non sanno con certezza perché lo zenzero faccia passare la nau-

sea, ma da alcuni studi giapponesi risulta che i gingeroli, principi attivi contenuti nell'olio di ginger, sarebbero indirettamente responsabili del blocco del riflesso del vomito.
Per vincere il mal d'auto o di mare, prendete circa 1/4 di cucchiaino di zenzero fresco o in polvere 20 minuti prima di salire in macchina o in barca, consiglia Varro E. Tyler, professore emerito di farmacognosia alla Purdue University School of Pharmacy di West Lafayette, nell'Indiana. Ripetete ogni due o tre ore secondo necessità.
Lo zenzero si può prendere anche per il normale mal di stomaco: preparate un infuso mettendo tre o quattro fettine di zenzero fresco in una tazza di acqua bollente e sorseggiate, consiglia il dottor Charles Lo, che esercita la medicina cinese nel suo studio privato a Chicago.

Sollievo all'emicrania

Se siete uno dei milioni di persone che soffrono di emicrania, lo zenzero può aiutarvi a tenere lontani dolore e nausea. In un piccolo studio i ricercatori dell'Università di Odense in Danimarca hanno scoperto che lo zenzero previene le crisi di emicrania senza nessuno degli effetti collaterali dei più comuni farmaci antalgici. Sembra che lo zenzero contrasti l'azione delle prostaglandine, che provocano dolore e infiammazione nei vasi sanguigni cerebrali.
Trattandosi di ricerche ancora in fase preliminare, gli esperti sono riluttanti a raccomandare protocolli terapeutici specifici a base di zenzero contro l'emicrania, ma se sentite che sta per venirvi il mal di testa, provate a prendere 1/3 di cucchiaino di zenzero fresco o in polvere, dose suggerita dai ricercatori danesi.

Un aiuto contro l'artrite

Avete le articolazioni delle dita così rigide e doloranti che non ce la fate nemmeno ad aprire il flacone dell'aspirina? Forse è tempo che aggiungiate lo zenzero al vostro armadietto dei medicinali.
In uno studio condotto in Danimarca su 56 persone che soffrivano di artrite reumatoide o osteoartrite e che si curavano con lo zenzero fresco o in polvere è stato scoperto che lo zenzero dava un «deciso» sollievo al 55 per cento dei malati di osteoartrite e al 74 per cento di coloro che avevano l'artrite reumatoide.
Alcuni esperti ipotizzano che lo zenzero allevi il dolore dell'artrite grazie allo stesso meccanismo con cui blocca l'emicrania, e cioè arrestando la sintesi di prostaglandine proinfiammatorie che provocano il dolore e il gonfiore articolare.

Per attenuare i dolori dell'artrite, il dottor Lo consiglia nuovamente di preparare un infuso leggero con tre o quattro fette di zenzero fresco in una tazza d'acqua bollente. Altrimenti provate a prendere 1/2 cucchiaino di zenzero in polvere o fino a un massimo di 30 grammi (circa 6 cucchiaini) di zenzero fresco una volta al giorno, che sono le dosi somministrate ai soggetti che hanno partecipato allo studio danese sull'artrite.

Bene anche per il sangue

La coagulazione del sangue può essere una buona cosa: quando ci si taglia un dito, per esempio, le piastrine - gli elementi del sangue che ne permettono la coagulazione - fanno sì che i margini della ferita si richiudano e guariscano.

Ma queste stesse piastrine possono aderire alle pareti delle arterie e l'una all'altra dando luogo alla formazione di un coagulo che, anziché utile, può essere molto preoccupante. C'è chi prende abitualmente l'aspirina per eliminare dal sangue i coaguli che potrebbero causare ictus o attacchi cardiaci.

Ora sembra che anche lo zenzero abbia un effetto analogo. In un curioso episodio avvenuto al Cornell University Medical College di New York, un ricercatore che lavorava con il proprio sangue notò che non si coagulava come al solito. Alla fine si ricordò che il giorno prima aveva mangiato molta marmellata di zenzero e, per verificare la sua intuizione, mescolò le piastrine prelevate dal proprio sangue con zenzero in polvere e scoprì che la coagulazione non avveniva.

Il gingerolo contenuto nello zenzero ha una struttura in parte analoga a quella dell'aspirina. Sembra perciò che grazie allo zenzero - in dosi che però per il momento non sono ancora note - sia possibile inibire la sintesi di una sostanza, il trombossano, che svolge un ruolo fondamentale nella coagulazione.

Un'ultima annotazione riguardo al sangue: è dimostrato che lo zenzero, sia fresco sia in polvere, favorisce l'abbassamento del tasso ematico di colesterolo. In India alcuni animali di laboratorio sono stati nutriti con varie miscele di spezie contenenti zenzero ed è emerso che quest'ultimo, insieme al pepe di Caienna e alla senape, favorisce la trasformazione del colesterolo in acidi biliari, cioè il processo tramite il quale l'organismo elimina il colesterolo in eccesso prima che provochi danni.

Qualche suggerimento

Usatelo fresco. Lo zenzero si trova in commercio in varie forme: fresco, secco, cristallizzato e in polvere. Secondo il dottor Lo la cosa migliore è utilizzarlo fresco. «Lo zenzero fresco è molto più efficace di quello secco», afferma, ma anche cristallizzato va benissimo.

Dal fruttivendolo cercate il più fresco, che è il migliore, ed evitate le radici che presentano parti molli, muffa o scorza secca e avvizzita.

Usate la grattugia. Grattugiando lo zenzero fresco se ne ricava più succo che non tagliandolo a fette o tritandolo, dice il dottor Lo. Un altro modo per estrarre dalla radice tutto il succo possibile consiste nell'utilizzare uno spremiaglio.

Mangiatelo spesso. Per ottenere i massimi benefici dallo zenzero, fatene uso il più spesso possibile, consiglia il dottor Lo. Questo non significa che occorra mangiarne quantità esagerate: ne bastano meno di 30 grammi al giorno. «Un paio di tazze di infuso di zenzero al giorno o l'aggiunta di un pizzico di zenzero al soffritto dovrebbero essere più che sufficienti.»

Scegliete le radici giuste. Se possibile, comprate zenzero scuro proveniente dall'Africa o dall'India, consiglia Stephen Fulder, ricercatore e autore di *The Ginger Book.* Numerosi studi dimostrano che queste varietà sono più efficaci del comune zenzero giamaicano.

Non è possibile riconoscere i vari tipi di zenzero solo dall'aspetto, però, per cui è bene chiedere al negoziante la provenienza dello zenzero in vendita.

ZUCCA
La regina del betacarotene

Zucca al mattino, zucca alla sera.
Senza la zucca, faremmo una fame nera.
Diceva pressappoco così la filastrocca che i primi coloni americani recitavano per esprimere tutto il loro apprezzamento per questo grosso frutto arancione che a quei tempi era molto diffuso e veniva consumato letteralmente in tutte le salse, sotto forma di minestra, torta e addirittura di birra di zucca[1].
Adesso le cose sono cambiate e spesso la polpa delle zucche svuotate a Halloween a scopo decorativo si butta via. Le uniche ricette tradizionali superstiti sono la torta di zucca del giorno del Ringraziamento e di Natale. Ed è proprio un peccato, perché la zucca non è solo il più grosso dei prodotti invernali dell'orto e un'occasione per divertirsi a intagliarla, ma è anche ricca di carotenoidi come il betacarotene, che può fermare i danni cellulari prima che causino malattie.

Una festa per gli occhi, e non solo

Non è solo per le dimensioni che la zucca merita l'appellativo di regina delle Cucurbitacee. Mezza tazza di zucca in scatola contiene più di 16 milligrammi di betacarotene, che corrispondono al 160-260 per cento della dose giornaliera raccomandata dalla maggioranza degli esperti. La zucca apporta anche altri carotenoidi meno conosciuti, come la luteina o xantofilla e la zeaxantina.
I carotenoidi, che conferiscono alla zucca il suo bel color arancione, aiutano a proteggere il corpo neutralizzando le pericolose molecole di ossigeno che vanno sotto il nome di radicali liberi. «Luteina e zeaxantina sono *scavengers* di radicali liberi molto potenti», afferma Paul Lachance, professore di nutrizione e presidente del dipartimento di scienza alimentare della Rutgers University di New Brunswick, nel New Jersey. Una dieta ad

1. Mentre nel capitolo successivo si parla di zucche e zucchine in generale, qui ci si riferisce a una specifica varietà della specie *Cucurbita maxima*, che con ogni probabilità corrisponde a quella denominata Mammouth in Italia *(n.d.c.)*

alto tenore di antiossidanti può aiutare a prevenire molte delle malattie legate all'invecchiamento, tra cui cardiopatie e tumori.
Oltre che nella zucca, luteina e zeaxantina sono presenti nel cristallino degli occhi e, secondo alcuni studi, gli alimenti ricchi di queste sostanze possono prevenire la formazione di cataratte.
Quando gli scienziati del Massachusetts Eye and Ear Infirmary di Boston hanno confrontato la dieta di persone anziane affette da degenerazione maculare avanzata, una malattia in cui la vista si offusca, con quella di altri anziani sani, è risultato che, per coloro che mangiavano gli alimenti più ricchi di carotenoidi, il rischio di degenerazione maculare era del 43 per cento più basso rispetto a coloro che ne mangiavano meno. Tra i malati, il maggiore apporto di carotenoidi corrispondeva a un minor rischio di aggravamento della malattia.
Il betacarotene, che protegge le piante stesse delle zucche dalle malattie, dall'eccesso di luce solare e da altri fattori naturali di stress, protegge da molte malattie anche gli esseri umani. È stato scoperto, per esempio, che aumentando il dosaggio di betacarotene nella dieta si ottiene una maggiore protezione da varie forme tumorali tra cui i tumori dello stomaco, dell'esofago, del polmone e del colon. Questo effetto protettivo è accentuato dalla presenza nella zucca degli acidi fenolici, che si legano alle potenziali sostanze cancerogene e ne ostacolano l'assorbimento.
Il betacarotene della zucca sembra contribuire anche a prevenire le malattie cardiache. Secondo alcune ricerche chi segue una dieta ricca di frutta e verdura contenente betacarotene avrebbe un rischio minore di cadiopatie rispetto a chi ne consuma meno.
Per coloro che sono predisposti ad allergie o infezioni, infine, il consumo regolare di zucca può servire anche perché il betacarotene si trasforma in vitamina A e, secondo la dottoressa Susan M. Lark, autrice di *Foods and Recipes for Women's Health*, la vitamina A contribuisce a rafforzare il sistema immunitario, che protegge dalle malattie respiratorie e dalle manifestazioni allergiche.

Il quadro complessivo

Oltre ad abbondanti riserve di betacarotene ed altri fitonutrienti, la zucca contiene molta fibra. Per esempio, mentre 1 tazza di cornflakes contiene 1 grammo di fibra, mezza tazza di zucca in scatola ne contiene oltre 3 grammi, pari al 6 per cento del fabbisogno giornaliero.
Un altro punto di forza della zucca è il ferro: mezza tazza ne contiene quasi 2 milligrammi, che corrispondono a circa il 20 per cento della quantità giornaliera raccomandata (RDA) per gli uomini e al 13 per cento per le

donne. Questo è particolarmente importante per le donne, che hanno bisogno di reintegrare regolarmente il ferro che perdono durante le mestruazioni.

Ancora più ricchi di ferro della polpa sono i semi di zucca. Trenta grammi di semi - una bella manciata di circa 140 semi - contengono circa 4 milligrammi di ferro, corrispondenti al 40 per cento circa della RDA per gli uomini e al 27 per cento della RDA per le donne. Inoltre, a parità di peso, una manciata di semi di zucca contiene tante proteine - 9 grammi - quante la carne, afferma la dietologa Susan Thom, portavoce dell'American Dietetic Association e consulente nutrizionale a Brecksville, nell'Ohio.

Naturalmente non bisogna mangiare troppi semi di zucca perché il 73 per cento delle calorie che forniscono (148 ogni 30 grammi) provengono da grassi. Ma, se piacciono, in quantità moderata i semi di zucca possono rappresentare uno snack salutare e nutriente.

Qualche suggerimento

Non disdegnate la zucca in scatola. Pulire e cucinare una grossa zucca è un'impresa che può scoraggiare anche cuochi intraprendenti, inducendoli a rinunciare alle sue proprietà curative, ma esiste un'alternativa facile e conveniente, ed è la zucca in scatola. Dal punto di vista nutrizionale «è quasi uguale a quella fresca», sostiene la dietologa Pamela Savage-Marr, portavoce dell'American Dietetic Association e specialista di educazione sanitaria presso lo Oakwood Healthcare System di Dearborn, nel Michigan.

Meglio le varietà più tenere. Se la zucca fresca vi piace, fate attenzione a comprare le varietà più piccole, che sono anche più tenere. Le zucche molto grosse vanno benissimo per Halloween, ma spesso sono dure e filacciose e nel complesso meno buone.

Attenuate il sapore. Tra le Cucurbitacee, la zucca è quella dal sapore più deciso e può stancare anche gli appassionati. Per riuscire a consumarne di più, cercate di attenuarne il sapore aggiungendo per esempio un cucchiaio di succo d'arancia o di altri agrumi spremuti durante la cottura: è un suggerimento della dietologa Anne Dubner, portavoce dell'American Dietetic Association e consulente nutrizionale a Houston.

Conservate gli avanzi. Non c'è motivo di costringersi a consumare un'intera zucca in una volta sola, ammesso che sia possibile. Surgelata correttamente, la zucca mantiene quasi inalterate tutte le sue proprietà e il suo valore nutrizionale.

ZUCCHE E ZUCCHINE

Gli ortaggi della vita

A giudicare dai resti ritrovati in alcune grotte del Messico, sono 7000 anni che la gente si nutre di zucche e zucchine. Le zucche rappresentavano una delle «tre sorelle» nutrici degli indiani americani (le altre due erano mais e fagioli) ed erano considerate così importanti che venivano sepolte insieme ai morti perché avessero di che nutrirsi durante il loro ultimo viaggio.
Ci sono voluti migliaia di anni perché la scienza arrivasse a dimostrare quel che i primi abitanti del continente americano sapevano per esperienza: che zucche e zucchine sono ricchissime di nutrienti, tanto che gli studiosi sono soltanto all'inizio dell'opera di catalogazione delle loro potenzialità curative. «Non credo che nessuno conosca veramente tutte le sostanze benefiche che si trovano nelle zucche», dichiara il dottor Dexter Morris, vicepresidente e professore associato del dipartimento di medicina d'urgenza della University of North Carolina School of Medicine di Chapel Hill.
Quando i ricercatori parlano delle virtù curative di zucche e zucchine, di solito si riferiscono alle zucche d'inverno come «Hubbard», *acorn* e «noce di burro», caratterizzate dal color giallo vivo o arancione della polpa. Invece le zucche estive, più chiare, pur avendo un basso potere calorico e una notevole quantità di fibra, in generale sono considerate poco interessanti dal punto di vista nutrizionale, a meno che le ricerche future non dimostrino il contrario.
«Fino a non molto tempo fa sostenevo che mele e cipolle non contenevano nulla di particolarmente utile», ammette il dottor Mark Kestin, direttore del corso di nutrizione della Bastyr University e professore associato di epidemiologia alla University of Washington School of Medicine, entrambe a Seattle. Poi sono stati scoperti i flavonoidi, che fanno così bene al cuore, e di colpo questi due prodotti della terra sono diventati preziosi. «Non è escluso che anche le zucche estive contengano qualche sostanza straordinaria per il momento sconosciuta», afferma.

Il colore della salute

Esistono zucche d'inverno di forme e colori diversissimi, dalle *acorn* grosse come una noce alle «Hubbard» che sembrano birilli, ma tutte hanno in comune una cosa: il colore intenso, vivace, che indica la presenza al loro interno di sostanze benefiche.

Entrambe le varietà più diffuse durante l'inverno, le «Hubbard» bitorzolute e le più scure «noce di burro», sono ricche di vitamina C e betacarotene, due vitamine antiossidanti che hanno dimostrato in vari studi la capacità di prevenire tumori, malattie di cuore e patologie correlate all'età come i problemi della vista. Mezza tazza di zucca «noce di burro» al forno copre oltre un quarto del fabbisogno giornaliero di vitamina C. La stessa dose di zucca contiene inoltre dal 44 al 66 per cento della quantità di betacarotene consigliata dagli esperti.

Zucche, zucchine e altri alimenti ricchi di vitamina C possono essere risolutivi per chi soffre di asma, e non ci vuole molto a capire perché: la vita moderna ci espone a gas di scarico delle auto, fumo di sigaretta e altre sostanze inquinanti - che gli scienziati chiamano ossidanti - che possono indebolire i polmoni. Gli alimenti come zucca e zucchine, ricchi di antiossidanti come la vitamina C, sono utili perché è dimostrato che più vitamina C si assume, meno probabilità si hanno di soffrire di asma o altre malattie respiratorie.

«Chi assume più vitamina C con la dieta a lungo andare ha meno problemi polmonari. La vitamina viene trasportata alla mucosa del polmone e funge da antiossidante», spiega il dottor Gary E. Hatch, tossicologo ricercatore del dipartimento tossicologia polmonare dell'Environmental Protection Agency.

Il dottor Hatch consiglia a tutti l'assunzione giornaliera di almeno 200 milligrammi di vitamina C di provenienza alimentare, che è pressappoco la dose contenuta in 6 tazze di zucca «noce di burro» al forno.

Sul fronte del betacarotene, «ci sono innumerevoli studi che dimostrano che mangiare verdura ricca di betacarotene» fa bene, afferma il dottor Morris. In Italia e in Svizzera sono state studiate le abitudini alimentari di oltre 1000 persone e, dall'analisi preliminare dei dati, i medici hanno dedotto che il rischio di tumore dell'endometrio si dimezza per le donne con l'apporto maggiore di betacarotene - 5,5 milligrammi al giorno, l'equivalente della quantità che si trova in 1 tazza di zucca d'inverno cotta in forno.

Qualche suggerimento

Scegliete in base al colore. La quantità di betacarotene presente in zucche e zucchine è molto variabile e può andare da circa 0,5 milligrammi a circa

5, anche nella stessa varietà. Di norma, secondo gli esperti le zucche più scure sono quelle che ne contengono di più.
La buccia di una *acorn*, per esempio, dovrebbe essere verde scura. Le «noce di burro» dovrebbero essere marroncine e le «Hubbard» di un arancione più sgargiante.
«Più intenso è il colore, maggiore sarà la concentrazione di nutrienti», spiega la dietologa Susan Thom, portavoce dell'American Dietetic Association e consulente nutrizionale di Brecksville, nell'Ohio.
Compratele in anticipo. La buccia molto robusta, difficile da tagliare, della zucca d'inverno aiuta a proteggere la polpa, per cui in un luogo fresco e arieggiato la si può conservare anche più di un mese prima che cominci a perdere nutrienti. Anzi, secondo la dietologa Densie Webb, coautrice di *Foods for Better Health*, conservando per qualche tempo le zucche il contenuto di betacarotene aumenta addirittura.
Provate quelle estive. Se le zucchine e in generale le zucche estive sono meno ricche di nutrienti di quelle invernali, contengono però molta fibra. «Solo se si mangiano senza sbucciarle», avverte la dietologa Pamela Savage-Marr, portavoce dell'American Dietetic Association e specialista di educazione alimentare presso lo Oakwood Health Care System di Dearbon, nel Michigan. Una mezza tazza di zucca estiva cruda, con la buccia, contiene oltre 1 grammo di fibra.

Indice analitico

A

Acido folico, fonti
alghe, 32
asparagi, 40
avocado, 47
banane, 50
barbabietole, 53
broccoli, 55
cavolfiore, 61
cavoli, 63
cavolini di Bruxelles, 66
fagioli, 79
meloni e angurie, 103
pastinaca, 110
verdure a foglia verde, 153
Acqua
effetti benefici, 22
livello di assunzione raccomandato, 14
Acquisti, consigli per, 14
Aglio, effetti benefici, 25
Albicocche, effetti benefici, 29
Alghe, effetti benefici, 32
Alghe Nori, effetti benefici, 32
Allergie, prevenzione con
zucca, 165
Alta, pressione arteriosa. *Vedi* Ipertensione
Alterata tolleranza al glucosio, avena, 43
Ananas, effetti benefici, 35
Anemia
dieta e, 9
prevenzione con
cavolfiore, 61
crostacei e molluschi, 76
Antiossidanti. *Vedi anche* Betacarotene; Vitamina C; Vitamina E
fonti
albicocche, 29
avena, 43
mele, 100
tè, 147
Arance, effetti benefici, 37
Artrite
dieta e, 9
zenzero per, 161
Asma, controllo con
cipolle, 69
zucche e zucchine, 168
Asparagi, effetti benefici, 40
Aterosclerosi. *Vedi* Indurimento delle arterie
Attenzione, dieta e, 8
Avena, effetti benefici, 43
Avocado, effetti benefici, 47

B

Banane, effetti benefici, 50
Barbabietole, effetti benefici, 53
Basso peso alla nascita, prevenzione con
pesce, 123
Betacarotene, fonti,
albicocche, 29
alghe, 32
broccoli, 55
carote, 58
cavolfiore, 61
cavoli, 63
peperoncino rosso, 116
peperoni, 119
prugne secche, 132
verdure a foglia verde, 153
zucca, 165
zucche e zucchine, 168
Boro, nelle pere, 121
Broccoli, effetti benefici, 55
Bruciore di stomaco, trattamento con
ananas, 35
banane, 50

C

Calcio
fabbisogno di, 95
fonti
broccoli, 55
latte, 94
soia, 142
verdure a foglia verde, 153
yogurt, 158
Calcoli renali
acqua per la prevenzione, 22
dieta e, 9
Carboidrati, livello di assunzione raccomandato, 13
Cardiopatie

dieta e, 6
prevenzione con
aglio, 25
albicocche, 29
ananas, 35
arance, 37
asparagi, 40
avena, 43
avocado, 47
banane, 50
barbabietole, 53
broccoli, 55
carote, 58
cavolfiore, 61
cavoli, 63
cavolini di Bruxelles, 66
cipolle, 69
cranberries, 73
crostacei e molluschi, 76
fagioli, 79
fichi, 83
frutta oleosa, 85
grano, 91
latte, 94
mele, 100
meloni e angurie, 103
olio d'oliva, 108
peperoncino rosso, 116
peperoni, 119
pesce, 123
piselli, 127
pomodori, 129
prugne secche, 132
riso, 134
semi di lino, 139
soia, 142
tè, 147
uvetta, 151
verdure a foglia verde, 153
zucca, 165
zucche e zucchine, 168
Carie, tè per la prevenzione delle, 147
Carni
nella Piramide del mangiar sano, 13
tagli magri, 15
Carote, effetti benefici, 58
Cataratta, prevenzione con
albicocche, 29
broccoli, 55
cavolfiore, 61
cavoli, 63
peperoni, 119
pomodori, 129
scalogno, 69
zucca, 165
Cavolfiore, effetti benefici, 61
Cavoli, effetti benefici, 63
Cavolini di Bruxelles, effetti benefici, 66
Cereali
effetti benefici, 17
nella Piramide del mangiar sano, 12
Cervice uterina, carcinoma, prevenzione con gli asparagi, 40
Cibo
acquisti, 14
come medicina, cenni storici, 4
importanza della varietà, 5
Cipolle, effetti benefici, 69
Coagulazione del sangue, prevenzione con
cipolle, 69
peperoncino rosso, 116
zenzero, 161
Colesterolo
abbassamento con
aglio, 25
arance, 37
avena, 43
avocado, 47
broccoli, 55
cavolini di Bruxelles, 66
cipolle, 69
fagioli, 79
fichi, 83
frutta oleosa, 85
funghi, 88
germe di grano, 91
latte, 94
mele, 100
olio d'oliva, 108
peperoncino rosso, 116
pere, 121
piselli, 127
riso, 134
semi di lino, 139

soia, 142
tè, 147
uvetta, 151
zenzero, 161
dieta e, 6
nel pesce e nei frutti di mare, 123, 76
rischio di ictus a causa di, 7
Colon, tumore del, prevenzione con
aglio, 25
arance, 37
asparagi, 40
avena, 43
avocado, 47
broccoli, 55
cavolfiore, 61
cavoli, 63
cavolini di Bruxelles, 66
fichi, 83
grano, 91
mele, 100
meloni e angurie, 103
pere, 121
pesce, 123
pomodori, 129
riso, 134
zucca, 165
Concentrazione, dieta e, 8
Cottura al vapore, vantaggi, 17
Cranberries, effetti benefici, 73
Crostacei e molluschi, effetti benefici, 76
Cucinare, in modo sano, consigli per, 17

D

Decongestionante, peperoncino rosso come, 116
Dentale, protezione con il tè, 147
Denti
dieta e, 10
tè per proteggere, 147
Diabete
controllo con
arance, 37
avocado, 47
fagioli, 79
mele, 100
pastinaca, 110
patate, 113
dieta e, 7
prevenzione con,
asparagi, 40
broccoli, 55
Diarrea, trattamento con
banane, 50
miele, 106
Difese immunitarie
dieta e 8
potenziamento con
alghe Nori, 32
arance, 37
avena, 43
banane, 50
cavolfiore, 61
cavoli, 63
funghi, 88
peperoncino rosso, 116
peperoni, 119
pomodori, 129
scalogno, 69
yogurt, 158
Difetti congeniti, prevenzione con
asparagi, 40
avocado, 47
banane, 50
barbabietole, 53
broccoli, 55
cavoli, 63
cavolini di Bruxelles, 66
cipollotti, 69
fagioli, 79
meloni e angurie, 103
pastinaca, 110
Difficoltà respiratorie, prevenzione con
pesce, 123
Digestivi, disturbi, dieta e, 9
Diverticolosi, prevenzione con
fibra, 100, 37
Dolci, nella Piramide del mangiar sano, 13

E

Emicranie
dieta e, 9
zenzero per, 161
Emorroidi, prevenzione con
arance, 37

broccoli, 55
cavolini di Bruxelles, 66
pastinaca, 110
pere, 121
uvetta, 151
Endometrio, carcinoma, prevenzione con
pomodori, 129
zucche e zucchine, 168
Erbe aromatiche, come condimento, 17
Esofago, tumore, prevenzione con
zucca, 165
Etichette, importanza della lettura, 15

F

Fabbisogno giornaliero, definizione, 16
Fagioli, effetti benefici, 79
Fast food, scelta migliore, 19
Ferite, miele per, 106
Ferro, assorbimento, vitamina C per, 38, 78
Ferro, fonti
barbabietole, 53
carni, 9
crostacei e molluschi, 76
fagioli, 9, 79
pomodori, 129
uvetta, 151
verdure a foglia verde, 153
zucca, 165
Fibra
fonti
albicocche, 29
arance, 37
avocado, 47
broccoli, 55
cavolini di Bruxelles, 66
fagioli, 79
fichi, 83
frutta oleosa, 85
grano, 91
mele, 100
meloni e angurie, 103
pastinaca, 110
pere, 121
piselli, 127
riso, 134
semi di lino, 139
uvetta, 151
zucca, 165
zucche e zucchine, 168
insolubile, 37, 100, 110, 121, 132, 134
livello di assunzione raccomandato,13
solubile, 37, 43, 79, 100, 103, 110
Fichi, effetti benefici, 83
Forno a microonde, vantaggi, 17
Frutta, nella Piramide del mangiar sano, 12
Frutta oleosa
effetti benefici, 85
grassi in, 85
Fumatori, pesce per i, 123
Funghi, effetti benefici, 88
Funzioni mentali,
dieta e, 8
pere per migliorare le, 121
Fuori casa, consigli per mangiare, 19

G

Glicemia, controllo con
arance, 37
avena, 43
fagioli, 79
pastinaca, 110
Glucosio, alterata tolleranza, avena, 43
Grano, effetti benefici, 91
Grasso, alimentare
livello di assunzione raccomandato, 13
nella frutta oleosa, 85
nella Piramide del mangiar sano, 13
nella soia, 142
surrogati del, 17, 18
Gravidanza, importanza del pesce
durante la, 123

H

HIV
avena per, 43
funghi per, 88

I

Ictus
dieta e, 7
prevenzione con
arance, 37
avocado, 47
banane, 50

cranberries, 73
mele, 100
pastinaca, 110
peperoncino rosso, 116
tè, 147
Indigestione, alleviare i sintomi con
ananas, 35
banane, 50
Indurimento delle arterie, prevenzione con
banane, 50
cipolle, 69
Infezioni
ferite, miele per, 106
lievito, yogurt per, 158
orecchio, aglio per, 25
semi di lino per, 139
vie urinarie, *cranberries* per, 73
Infiammazione, alleviare i sintomi con
arance, 37
cipolle, 69
Insalate, scelte sane tra, 20
Integratori, scopo, 5, 14
Invecchiamento
dieta e, 7, 8
peperoncino rosso per rallentare, 116
Iperinsulinemia, avena per, 43
Ipertensione
controllo con
avocado, 47
banane, 50
cavoli, 63
fagioli, 79
fichi, 83
latte, 94
meloni e angurie, 103
patate, 113
prugne secche, 132
sedano, 137
uvetta, 151
verdure a foglia verde, 153
dieta e, 6
rischio di ictus a causa di, 7

K

Kelp, 32

L

Latte, effetti benefici, 94
Latticini
a basso contenuto di grassi, 15
nella Piramide del mangiar sano, 12
Lieviti, infezioni da, prevenzione con yogurt, 158
Limoni e limette, effetti benefici, 98

M

Maculare, degenerazione
dieta e, 9
prevenzione con
albicocche, 29
alghe Nori, 32
carote, 58
verdure a foglia verde, 153
zucca, 165
Magnesio, fonti
avocado, 47
crostacei e molluschi, 76
frutta oleosa, 85
kelp, 32
verdure a foglia verde, 153
Malattia polmonare cronico-ostruttiva, prevenzione con
pesce, 123
Malattie polmonari, prevenzione con
zucche e zucchine, 168
Mal d'auto e di mare, zenzero per, 161
Mal di stomaco, zenzero per, 161
Mal di testa, emicrania,
dieta e, 9
zenzero per, 161
Mammella, tumore della,
dieta e, 6
prevenzione con
broccoli, 55
cavolfiore, 61
cavoli, 63
cavolini di Bruxelles, 66
fagioli, 79
limoni e limette, 98
olio d'oliva, 108
pesce, 123
pomodori, 129

riso, 134
semi di lino, 139
soia, 142
Manganese, nell'ananas, 35
Medicina, cibo come, cenni storici, 4
Mele, effetti benefici, 100
Meloni e angurie, effetti benefici, 103
Memoria
dieta e, 8
pere per migliorare la, 121
Menopausa, soia per, 8, 142
Menù, programmazione, 17
Miele, effetti benefici, 106

N

Nausea, zenzero per, 161
Niacina, fonti
funghi, 88
riso, 134
Nutrizione
atteggiamento della medicina convenzionale verso la, 3
cucinare per, 17
linee guida su, 13
Piramide del mangiar sano e, 12

O

Obesità, dieta e, 7
Occhi, protezione con
albicocche, 29
carote, 58
verdure a foglia verde, 153
Oli, nella Piramide del mangiar sano, 13
Olio d'oliva, effetti benefici, 108
Omega-3, acidi grassi
effetti benefici, 15, 76, 123
fonti
crostacei e molluschi, 76
pesce, 123
semi di lino, 139
Orecchio, infezioni, trattamento con aglio, 25
Osteoporosi
dieta e, 7
prevenzione con
ananas, 35
broccoli, 55
latte, 94
pere, 121
Otomicosi, aglio per, 25
Ovaio, cancro dell', prevenzione con latte, 94

P

Pastinaca, effetti benefici, 110
Patate, effetti benefici, 113
Pelle, dieta e, 9
Pelle, tumori, prevenzione con il tè, 147
Peperoncino rosso, effetti benefici, 116
Peperoni, effetti benefici, 119
Pere, effetti benefici, 121
Pesce, effetti benefici, 123
Pesce, crostacei e molluschi, effetti benefici, 15, 76, 123
Peso alla nascita, effetto del pesce sul, 123
Peso, controllo del
dieta e, 7
cibi per
acqua, 22
broccoli, 55
fichi, 83
mele, 100
patate, 113
Piramide del mangiar sano, 12
Piselli, effetti benefici, 127
Pizza, vantaggi, 20
Polipi, nel colon, prevenzione con
asparagi, 40
meloni e angurie, 103
Pollo cotto con la pelle, 18
Polmone, tumore, prevenzione con
aglio, 25
carote, 58
pomodori, 129
verdure a foglia verde, 153
zucca, 165
Pomodori, effetti benefici, 129
Potassio, fonti
avocado, 47
banane, 50
crostacei e molluschi, 76
fagioli, 79
fichi, 83
latte, 94

meloni e angurie, 103
patate, 113
pomodori, 129
prugne secche, 132
uvetta, 151
verdure a foglia verde, 153
Premestruale, sindrome, dieta e, 8
Prenatali, cure, dieta e, 8
Pressione arteriosa, alta. *Vedi* Ipertensione
Prima colazione, importanza della, 19
Prostata, tumore
dieta e, 7
prevenzione con
broccoli, 55
cavolfiore, 61
cavoli, 63
cavolini di Bruxelles, 66
pomodori, 129
soia, 142
Proteine, fonti
avena, 43
frutta oleosa, 85
soia, 142
Prugne secche, effetti benefici, 132

R

Raffreddore, trattamento con
ananas, 35
limoni e limette, 98
peperoncino rosso, 116
Rame, nella frutta oleosa, 85
RDA, quantità giornaliera raccomandata, 53, 76, 129, 142, 151, 165
Reni, malattie dei, semi di lino per, 139
Respiratorie, malattie, prevenzione con
zucca, 165
zucche e zucchine, 168
Retto, tumore del, prevenzione con
latte, 94
pomodori, 129
Riboflavina, fonti
funghi, 88
latte, 94
verdure a foglia verde, 153
Riproduzione, dieta e, 8
Riso, effetti benefici, 134

S

Sale, effetti, 14
Sedano, effetti benefici, 137
Semi di lino, effetti benefici, 139
Sodio, nei crostacei e molluschi, 76
Soia, effetti benefici, 142
Sovrappeso, dieta e, 7
Spezie, come condimento, 17
Spinaci, betacarotene negli, 153
Spuntini, consigli per, 19
Stanchezza
acqua per eliminare la, 22
dieta e, 8
Stipsi, prevenzione con
acqua, 22
arance, 37
broccoli, 55
cavolini di Bruxelles, 66
fichi, 83
mele, 100
miele, 106
pere, 121
prugne secche, 132
uvetta, 151
Stomaco, mal di, zenzero per, 161
Stomaco, tumore, prevenzione con
aglio, 25
carote, 58
cipolle, 69
latte, 94
pomodori, 129
zucca, 165
Stress, dieta e, 8
Succo di mela, mancanza di nutrienti nel, 100

T

Tè, effetti benefici, 147
Tiamina, nel riso, 134
Trigliceridi, abbassamento con
avocado, 47
cipolle, 69
piselli, 127
Tumori. Vedi anche i tipi specifici
dieta e, 6

prevenzione con
aglio, 25
alghe, 32
ananas, 35
arance, 37
asparagi, 40
avena, 43
avocado, 47
banane, 50
barbabietole, 53
broccoli, 55
carote, 58
cavolfiore, 61
cavoli, 63
cavolini di Bruxelles, 66
cipolle, 69
cranberries, 73
fagioli, 79
frutta oleosa, 85
funghi, 88
grano, 91
latte, 94
limoni e limette, 98
mele, 100
olio d'oliva, 108
pastinaca, 110
patate, 113
peperoncino rosso, 116
pesce, 123
piselli, 127
pomodori, 129
prugne secche, 132
riso, 134
sedano, 137
semi di lino, 139
soia, 142
tè, 147
verdure a foglia verde, 153
zucca, 165
zucche e zucchine, 168

U

Ulcere
prevenzione con
banane, 50
peperoncino rosso, 116
trattamento con
banane, 50
miele, 106
yogurt, 158
Urinarie, vie, infezioni, *cranberries* per, 73
Uvetta, effetti benefici, 151

V

Vampate di calore, prevenzione con soia, 142
Vegetariani stretti, carenza di vitamina B12 nei, 32
Verdure, nella Piramide del mangiar sano, 12
Verdure a foglia verde, effetti benefici, 153
Vista, disturbi della. *Vedi anche* Cataratta; Maculare, degenerazione
prevenzione con
alghe, 32
carote, 58
scalogno, 69
zucche e zucchine, 168
Vitamina A, fonti
albicocche, 29
alghe Nori, 32
carote, 58
peperoncino rosso, 116
pomodori, 129
scalogno, 69
Vitamina B6, fonti
fichi, 83
verdure a foglia verde, 153
Vitamina B12, fonti di
alghe, 32
crostacei e molluschi, 76
Vitamina C
fonti
alghe Nori, 32
ananas, 35
arance, 37
banane, 50
barbabietole, 53
broccoli, 55
cavolfiore, 61
cavoli, 63
cavolini di Bruxelles, 66

cipollotti, 69
crostacei e molluschi, 76
limoni e limette, 98
peperoncino rosso, 116
peperoni, 119
piselli, 127
pomodori, 129
verdure a foglia verde, 153
zucche e zucchine, 168
per l'assorbimento del ferro, 37, 76
Vitamina D, nel latte, 94
Vitamina E, fonti,
asparagi, 40
cavolfiore, 61
frutta oleosa, 85
grano, 91
olio d'oliva, 108

Y

Yogurt, effetti benefici, 158

Z

Zenzero, effetti benefici, 161
Zinco, nei crostacei e molluschi, 76
Zucca, effetti benefici, 165
Zucche e zucchine, effetti benefici, 168
Zucchero, effetti, 14

DELLA STESSA COLLANA

Alimentazione

Stevia
L'alternativa naturale allo zucchero
Ray Sahelian, Donna Gates
120 pag. • Codice: 11637 • ***15,00 €***

Aceto di mele
L'elisir di salute per ogni giorno
Hans Peter Bleuel
112 pag. • Codice: 07974 • ***9,90 €***

Alimentazione naturale dallo svezzamento all'adolescenza
I prodotti biologici sulla tavola del bambino
Giulia Fulghesu
253 pag. • Codice: 11645 • ***19,11 €***

Cucina energetica e curativa
Per vivere più sani e più a lungo
Ferenc Holecz
344 pag. • Codice: 02166 • ***16,53 €***

Dimagrire con la dieta secondo il gruppo sanguigno
Anita Hessmann Kosaris
144 pag. • Codice: 12692 • ***11,90 €***

Il tè verde
Hu Hsiang-Fan, Marion Zerbst
104 pag. • Codice: 07966 • ***12,00 €***

Kombucha
La riscoperta di un antico rimedio orientale
Sven-Jörg Buslau, Corinna Hembd
127 pag. • Codice: 09527 • ***12,39 €***

L'alimentazione vegetariana
Ghislaine Lepetit De La Bigne, Agathe Amante
224 pag. • Codice: 9604 • ***19,11 €***

La dieta metabolica
Perdere peso senza il calcolo delle calorie
Marcello Mandatori
120 pag. • Codice: 13214 • ***13,00 €***

La dieta secondo il gruppo sanguigno
Anita Hessman Kosaris
152 pag. • Codice: 08083 • ***10,00 €***

La salute con i succhi di frutta e verdura
Cherie Calbom, Maureen B. Keane
280 pag. • Codice: 9434 • ***19,00 €***

Aromaterapia

Aromaterapia per tutti i giorni
Gli oli essenziali per la salute, per la bellezza e per la casa
Michael Kraus
128 pag. • Codice: 00694 • ***9,81 €***

Enciclopedia degli oli essenziali
Julia Lawless
324 pag. • Codice: 9523 • ***21,00 €***

Manuale di aromaterapia
Le qualità terapeutiche degli oli essenziali
Danièle Ryman
192 pag. • Codice: 7393 • ***12,91 €***

Profumi celestiali
Uso delle essenze naturali e loro azione sul corpo e sulla mente
Susanne Fischer-Rizzi
304 pag. • Codice: 01224 • ***16,00 €***

Fitoterapia

Calendula
Consigli e preparazioni per una pelle bella e sana
Sven-Jörg Buslau, Corinna Hembd
136 pag. • Codice: 11548 • ***13,00 €***

Fiori di Bach per bambini
Sigrid Schmidt
96 pag. • Codice: 14164 • ***11,90 €***

I fiori di Bach per tutti
Capire, guarire e crescere
Barbara Gulminelli
240 pag. • Codice: 13699 • ***16,00 €***

Aloe Vera
Le proprietà terapeutiche di una pianta versatile ed efficace
Julia Lawless, Judith Allan
168 pag. • Codice: 10681 • ***15,00 €***

Arnica
Un rimedio efficace per ferite, ecchimosi ed ematomi, infiammazioni, disturbi della circolazione
Angeline Bauer, René Prümmel
136 pag. • Codice: 1153X • ***12,00 €***

Decotti e tisane
Costanza Giunti
183 pag. • Codice: 12811 • ***17,90 €***

Echinacea
La pianta che stimola le difese immunitarie
Douglas Schar
152 pag. • Codice: 10665 • ***12,40 €***

Fiori di Bach
Guida illustrata (libro + CD-ROM)
Hildegard Liebl
Codice: 08075 • ***25,31 €***

Floriterapia di Bach
Corso pratico in sette giorni
Stefan Ball
184 pag. • Codice: 08288 • ***14,98 €***

Ginkgo
Elisir di lunga vita
Peter Koeler
110 pag. • Codice: 07931 • ***9,81 €***

Guarire con i fiori di Bach
Guida pratica alla floriterapia
Judy Howard, John Ramsell
130 pag. • Codice: 9396 • ***14,98 €***

Iperico
La natura contro la depressione
Sven-Jörg Buslau, Corinna Hembd
144 pag. • Codice: 09055 • ***9,81 €***

L'olio di Tea Tree
Susan Drury
80 pag. • Codice: 07133 • ***13,90 €***

Le 100 erbe della salute
Fabio Firenzuoli
320 pag. • Codice: 09772 • ***18,08 €***

Le alghe per la salute
Proprietà terapeutiche e nutrizionali dell'alga Klamath
Karl J. Abrams
272 pag. • Codice: 07117 • ***18,08 €***

Le erbe curative
Guida fondamentale alle proprietà terapeutiche dei farmaci naturali
Michael Castleman
480 pag. • Codice: 9159 • ***30,47 €***

Le piante da bere
Piergiorgio Chiereghin
144 pag. • Codice: 09322 • ***13,00 €***

Manuale di fitoterapia per i meno giovani
Anna Vigoni Marciani
168 pag. • Codice: 00120 • ***12,91 €***

Il Metodo Kousmine

Il metodo Kousmine
Alimentazione sana, apporto di vitamine e minerali, igiene intestinale, implicazioni psicologiche
Association Médicale Kousmine Internationale
180 pag. • Codice: 9213 • ***13,00 €***

La salute a tavola
90 ricette secondo il metodo Kousmine
Alain Bondil, Marion Kaplan
216 pag. • Codice: 694X • ***12,91 €***

Mangiar sano per star bene
Le ricette della dottoressa Kousmine
Jacqueline Gauthey-Urwyler
176 pag. • Codice: 9612 • ***14,46 €***

Mangiare meglio per vivere più a lungo secondo il metodo Kousmine
Alain Bondil, Marion Kaplan
296 pag. • Codice: 01151 • ***20,14 €***

Salvate il vostro corpo! II edizione
Prevenire e guarire le malattie moderne intervenendo sulle abitudini alimentari
Catherine Kousmine
436 pag. • Codice: 7954 • ***19,00 €***

Nutrizione

Buona digestione a tutti
Valter Masci
200 pag. • Codice: 07664 • ***14,98 €***

Candida l'epidemia silenziosa: allergia al XX secolo?
Adolfo Panfili, Valeria Mangani
192 pag. • Codice: 03243 • ***16,00 €***

Cibi che guariscono
Difendere la salute a tavola con 50 comuni alimenti
AA.VV.
200 pag. • Codice: 09551 • ***14,98 €***

Combinazioni alimentari per la salute
Gli alimenti che si combattono
Doris Grant, Joice Jean
232 pag. • Codice: 00651 • ***17,00 €***

DHEA
Ray Sahelian
152 pag. • Codice: 04118 • ***12,40 €***

Enciclopedia delle vitamine e dei minerali
Sheldon Hendler
496 pag. • Codice: 9167 • ***30,47 €***

Gli squali non si ammalano di cancro
La cartilagine di squalo può salvarvi la vita
William I. Lane, Linda Comac
160 pag. • Codice: 00996 • ***13,94 €***

Guida completa alla nutrizione
Patrick Holford
392 pag. • Codice: 07850 • ***20,14 €***

Il digiuno terapeutico
Disintossicare, rigenerare, dimagrire
Gerhard Leibold
96 pag. • Codice: 02123 • ***9,81€***

La dieta pH
Misurate il vostro pH per la salute ortomolecolare del corpo, della mente e dell'anima
Adolfo Panfili, Valeria Mangani
240 pag. • Codice: 0472X • ***18,08 €***

La pappa reale
Proprietà benefiche e applicazione in dietetica e in medicina
Boyer de Belfever, Maurice Gautrelet
176 pag. • Codice: 7016 • ***13,00 €***

L'acido alfa-lipoico
Il più potente antiossidante per rallentare l'invecchiamento, curare il danno epatico e ridurre il rischio di malattie
Burt Berkson
148 pag. • Codice: 10789 • ***14,46 €***

Le virtù terapeutiche dei semi di pompelmo
Dal Citrus paradisi i più validi rimedi contro infezioni, micosi, allergie
Shalila Sharamon, Bado Biginski
160 pag. • Codice: 0648X • ***14,00 €***

Mangiare mediterraneo
Alimentazione biologica e cucina energetica
Giulia Fulghesu
400 pag. • Codice: 03332 • ***23,24 €***

Manuale delle allergie e intolleranze alimentari
Marcello Mandatori
128 pag. • Codice: 06307 • ***15,00 €***

Medicina Ortomolecolare
II edizione
Una terapia a misura d'uomo
Adolfo Panfili
408 pag. • Codice: 02344 • ***23,24 €***

Melatonina
Il sonnifero naturale
Ray Sahelian
144 pag. • Codice: 03626 • ***11,90 €***

Nutrizione genetica
Come modificare i caratteri ereditari e vivere più a lungo in salute
Jeffrey Bland, Sara Benum
256 pag. • Codice: 1055X • ***20,14 €***

Pregnenolone
L'ormone naturale del benessere
Ray Sahelian, Ascanio Polimeni
160 pag. • Codice: 07109 • ***12,40 €***

Prevenire il cancro oggi
Michael Colgan
136 pag. • Codice: 9493 • ***12,91 €***

Omeopatia
Omeopatia per bambini
Werner Stumpf
96 pag. • Codice: 14431 • ***11,90 €***

Guida all'omeopatia per la famiglia
Alain Horvilleur
280 pag. • Codice: 7768 • ***16,53 €***

L'omeopatia per tutti spiegata con le immagini
Valter Masci
192 pag. • Codice: 03146 • ***13,94 €***

Non solo omeopatia
II edizione
Dal lattante all'adolescente
Paola Nannei Viganò
382 pag. • Codice: 10088 • ***23,24 €***

Patologie

Di asma in asma, di bambino in bambino
Francesco Macrì
136 pag. • Codice: 12080 • ***16,50 €***

Le allergie nei bambini
Andrea Schmelz
96 pag. • Codice: 1444X • ***11,90 €***

Candidosi cronica
Una malattia sconosciuta
Philippe Besson
144 pag. • Codice: 05718 • ***12,40 €***

Le allergie
Come curarle con i metodi naturali
Sigrid Flade
112 pag. • Codice: 00791 • ***12,91 €***

Menopausa... meno paura
Contributi per una guida ragionata alla menopausa
Enrica Campanini
168 pag. • Codice: 10002 • ***12,91 €***

Miopia: che fare?
Alessandro Mugnai
160 pag. • Codice: 08520 • ***12,40 €***

Reumatismi
Guida pratica per il paziente reumatico
Geoffrey Littlejohn
136 pag. • Codice: 7903 • ***11,88 €***

Vivere meglio le terapie anticancro con le piante medicinali
Consigli dietetici e comportamentali
Maurizio Grandi, Anna Vigoni Marciani, Giusi Denzio
96 pag. • Codice: 11300 • ***9,81 €***

Terapie Naturali
L'energia terapeutica dei fiori
Suzy Chiazzari
136 pag. • Codice: 12765 • ***15,00 €***

Shiatsu psicosomatico
Tra corpo ed emozioni
Gianna Zannella
120 pag. • Codice: 10614 • ***12,00 €***

Aura Soma
Specchio dell'anima
Galaadriel Flammini
160 pag. • Codice: 08849 • ***16,53 €***

Digitopressione
Localizzazione e stimolazione dei punti ad effetto terapeutico
Chen You-wa
288 pag. • Codice: 6958 • ***17,00 €***

Disintossicarsi in 7 giorni
Riconquistare una naturale vitalità con un programma semplice ed efficace
Peter Bennet, Stephen Barrie, Sara Faye
240 pag. • Codice: 10797 • ***22,72 €***

Guida completa alla medicina energetica
Helen E. Dziemidko
192 pag. • Codice: 10800 • ***20,14 €***

Il colore che guarisce
Cromopuntura: nuova medicina della luce
Jack Allanach
184 pag. • Codice: 09039 • ***15,49 €***

La cellulite
Identificazione e terapie
Umberto Nardi
288 pag. • Codice: 11572 • ***20,14 €***

Magnetoterapia
Principi fondamentali ed effetti terapeutici
Waltraud-Maria Hulke
152 pag. • Codice: 10738 • ***14,97 €***

Medicina energetica
Riequilibrare le energie del corpo per ritrovare salute, gioia e vitalità
Donna Eden
408 pag. • Codice: 08512 • ***25,31 €***

Prevenire e curare il raffreddore con i rimedi naturali
Ray Sahelian, Dolby Toews
144 pag. • Codice: 11629 • ***14,98 €***

Probiotici
Dalla natura i batteri amici della nostra salute
Natasha Trenev
234 pag. • Codice: 11653 • ***22,72 €***

Quale acqua per la nostra salute?
Bere tutti i giorni un'acqua veramente pura migliora la salute e il benessere psicofisico
Andrea Fellin
128 pag. • Codice: 11785 • ***13,94 €***

Reiki
Guarigione spirituale
Donatella Tinari, Lothar Güntert
128 pag. • Codice: 03766 • ***11,90 €***

Riflessologia
Guida pratica
Ann Gillanders
144 pag. • Codice: 02220 • ***15,00 €***

Urinoterapia
Osservazioni ed esperienze
Johann Abele
224 pag. • Codice: 0620X • ***20,14 €***

Varia

La luce che cura
Fabio Marchesi
328 pag. • Codice: 14407 • ***19,50 €***

Yoga
La salute e la felicità nelle nostre mani
Lucia Almini
192 pag. • Codice: 13001 • ***16,00 €***

Alchimia
L'arte della trasformazione
Jay Ramsay
232 pag. • Codice: 07508 • ***17,56 €***

Aura
La fotografia Kirlian
Brian Snellgrove
144 pag. • Codice: 05742 • ***11,88 €***

Benessere totale
Imparare a conoscere i meccanismi di guarigione del proprio corpo per vivere meglio
Joseph Pizzorno
432 pag. • Codice: 11084 • ***28,40€***

Campo tachionico
L'energia vibrazionale del futuro
Maddalena Galliani
120 pag. • Codice: 07893 • ***13,00 €***

Correre per vivere meglio
II edizione
Dal principiante all'agonista
Roberto Albanesi
312 pag. • Codice: 13508 • ***16,00 €***

Diventare non fumatori in 14 giorni
(libro + CD-ROM)
Hildegard Liebl
96 pag. • Codice: 08040 • ***25,31 €***

Dormire bene
I benefici del sonno naturale
Sheila Lavery
160 pag. • Codice: 04711 • ***14,98 €***

Feng Shui
Pensieri positivi
Chao-Hsiu Chen
144 pag. • Codice: 06617 • **2,58 €**

Forever young
Ulrich Strunz
192 pag. • Codice: 12633 • ***20,14 €***

I tagliandi della vita
Roberto Mazzoli
216 pag. • Codice: 06102 • ***19,11 €***

Il dente avvelenato
Adolfo Panfili, Valeria Mangani
328 pag. • Codice: 10029 • ***16,53 €***

Incenso e benessere spirituale
Guida all'utilizzo pratico delle essenze naturali e dell'incenso
Fred Wollner
192 pag. • Codice: 09225 • ***11,88 €***

La salute dei denti
Guida alle più efficaci terapie naturali
Parsa-Flora Stay
236 pag. • Codice: 04320 • ***17,56 €***

Le alternative ai tranquillanti
Terapie naturali per sostituire gli psicofarmaci
John McKenna
136 pag. • Codice: 10770 • ***13,43 €***

Respirazione naturale
L'insegnamento taoista per il benessere e la crescita interiore
Dennis Lewis
192 pag. • Codice: 07656 • ***14,98 €***

Vivere meglio con il Feng Shui
Abitare e lavorare in armonia
Hermann Meyer, Günther Sator
216 pag. • Codice: 05629 • ***14,98 €***

BUONO D'ORDINE

da compilare, ritagliare e spedire in busta chiusa a:
tecniche nuove spa, divisione libri - via Eritrea 21, 20157 Milano

LI12 0955 0

N. COPIE	CODICE	TITOLO	PREZZO

Spedite all'indirizzo sotto indicato, all'attenzione di: ....

Modalità di pagamento

☐ **Contrassegno** + 7,00 € spese di spedizione

☐ **Carta di credito** + 5,00 € spese di spedizione ☐ **VISA** ☐ **CartaSI** ☐ **MasterCard**

☐ **Bonifico bancario** + 5,00 € spese di spedizione • IBAN IT 58 M 02008 01622 0000 30 100 247 (ALLEGARE FOTOCOPIA)

N° ☐☐☐☐☐☐☐☐☐☐☐☐☐☐☐☐ scadenza ☐☐/☐☐

Ragione sociale ....

Indirizzo ....

Cap.......... Comune.......... Prov..........

Tel.......... Fax .... E-mail ....

Firma .... Data ....

Ai sensi del D. Lgs 196/03 garantiamo che i dati forniti saranno da noi custoditi e trattati con assoluta riservatezza e utilizzati esclusivamente ai fini commerciali e promozionali della nostra attività. I Suoi dati potranno essere altresì comunicati a soggetti terzi per i quali la conoscenza dei Suoi dati risulti necessaria o comunque funzionale allo svolgimento dell'attività della nostra Società. Il titolare del trattamento è: Tecniche Nuove S.p.A. – Via Eritrea, 21 – 20157 Milano. Al titolare del trattamento Lei potrà rivolgersi, mediante il numero **02 39090349** per far valere i Suoi diritti di rettificazione, cancellazione, opposizione a particolari trattamenti dei propri dati, esplicitati all'art. 7 D. Lgs 196/03.

per ordini via fax: 0239090373 • per ordini online: www.tilibri.com

tecniche nuove
www.tecnichenuove.com

Via Eritrea 21, 20157 Milano - Tel. 0239090440 - Fax 0239090373
e-mail: vendite-libri@tecnichenuove.com

cucinanaturale

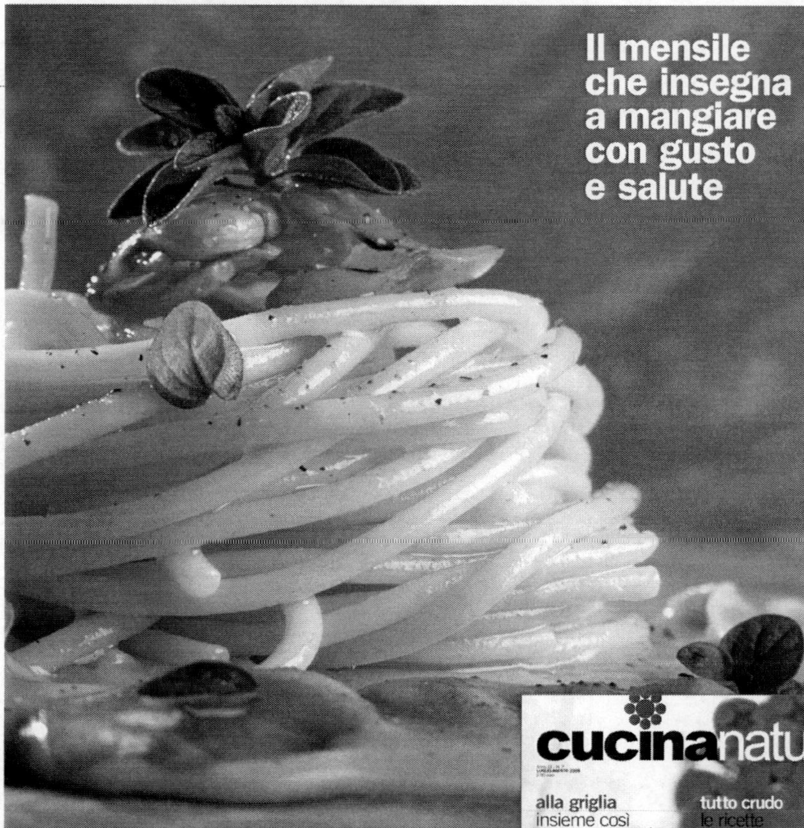

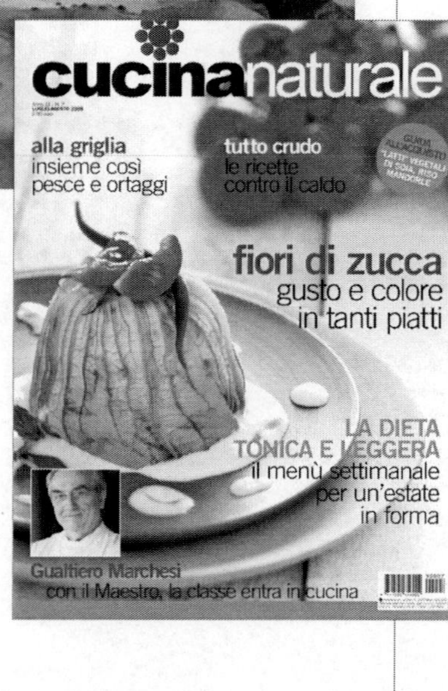

Abbonamento annuale (11 numeri)
22 euro

Per abbonarsi:
abbonamenti@tecnichenuove.com
tel. 0239090241/243 - fax 0239090335

tecniche nuove
www.tecnichenuove.com